よみがえる
レーザー歯科

Reborn The Laser

診療室の片隅で
ホコリをかぶって
いませんか？

山口博康
小林一行 編著

医歯薬出版株式会社

This book was originally published in Japanese
under the title of:

Yomigaeru Lēzā Shika
— Shinryoshitsu no Katashumi de Hokori wo Kabutte Imasenka?
(Laser dentistry in everyday practice
—Your unused laser equipment can make a difference in daily practice.)

Editor:
Yamaguchi, Hiroyasu
  Assistant Professor D.M.D., Ph.D.
  Department of General Dentistry and Clinical Education Tsurumi University School
  of Dental Medicine

Kobayashi, Kazuyuki
  Associate Professor D.M.D., Ph.D.
  Department of Dental Hygiene, Tsurumi Junior College

© 2015 1st ed.

ISHIYAKU PUBLISHERS, INC.
  7-10, Honkomagome 1 chome, Bunkyo-ku,
  Tokyo 113-8612, Japan

序文

　レーザー（Light Amplification by Stimulated Emission of Radiation）とは一定方向に進む単一の波長を持ったエネルギー密度の高い光，すなわち人工の光，電磁波であり，1917年にEinsteinによってその存在が予言されています．そして，1960年，Maimanによって初めてルビーレーザーが発振されました．

　歯科とレーザーの関係は，1964年にSternとSognnaesによりルビーレーザーをエナメル質と象牙質の蒸散に初めて用いた時にさかのぼります．1964年Stern，1965年Goldman，1968年山本らによりこのルビーレーザーがヒトの歯のう蝕病巣に照射されました．

　1990年代より歯科で本格的にレーザーが市販されるようになり，日本でも2008年には保険診療の一部にレーザー治療が収載され，現在，国内の歯科診療所においてレーザー装置は2～3割設置されています．しかしながら，一部の臨床家ではレーザー導入後，臨床で使用しているものの使いこなすことができていないという不満があります．レーザーの特性が理解できず，レーザーを用いても従来の診療に比べ効率が下がってしまい，その結果，診療室の片隅に置かれホコリをかぶっていることを耳にします．

　今日，レーザーは歯科領域において，その優れた臨床的効果により有効な治療法のひとつとして認識されています．さまざまな高出力レーザーの特性を活かして，治療の効率化，治癒促進，疼痛緩和などを目的として，軟組織および硬組織のマネージメントに広く応用されています．そして，従来の術式にレーザー治療を併用することや従来の治療の代替治療として，その効果は周知されています．

　本書はレーザーで何ができるのか，どのように使用することができるのかを読者に伝える趣旨で構成し，今まで使用していなかったレーザー装置を再度症例によって選択し，使いこなし，当時高額で購入したレーザーを再び診療室で活躍させていただきたく，本書を企画しました．CHAPTERを1：『痛みを和らげるレーザー治療』，2：『外科的レーザー治療』，3：『こんな処置にも応用できるレーザー治療』に分け，更に症例ごとに"こんな時使ってみよう"，"術式とコツ"，"COLUMN"と日常臨床で多く経験する処置に対するさまざまなレーザーの使用方法を詳細に説明しており，即，実践に対応できるような構成を心掛けました．

　歯科治療にレーザーを応用することにより，従来の治療に比べて痛み，不快な振動や音，出血を軽減でき，処置部位を殺菌・無毒化することで診療効率を高め，より快適でやさしい治療が可能となり，さらには，術者の診療のストレスをも軽減することができます．

　歯科におけるレーザー治療は，いまだ発展途中ですが，今後，より多くの先生方に各種レーザーの優れた効果，適切な使用方法を理解し実際に臨床応用していただき，それによって患者さんにより質の高い歯科医療を提供できることを願っています．本書をレーザーを使用する歯科医師の先生方やそのスタッフの皆様に活用していただき，日常臨床におけるレーザー治療の一助となれば幸いです．

　最後に，本書の作成にご尽力いただいた医歯薬出版株式会社の大城惟克氏はじめ関係者の方々に深く感謝いたします．

山口博康／小林一行

CONTENTS

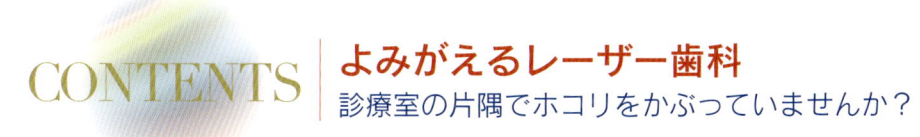

よみがえるレーザー歯科
診療室の片隅でホコリをかぶっていませんか？

CHAPTER-1
痛みを和らげるレーザー治療
山口博康…1

1. Nd：YAGレーザーは表面麻酔に有効です ……………………………… 2
2. Nd：YAGレーザーはラバーダム着脱時の痛みの緩和に有効です ……… 4
3. 組織透過型レーザーは象牙質知覚過敏症の痛みの緩和に有効です …… 6
4. 組織透過型レーザーはTMJ治療に有効です ……………………………… 10
5. 組織透過型レーザーは矯正治療時に生じる痛みの緩和に有効です … 12
6. 組織透過型レーザーはアフタ，口内炎，潰瘍性病変で生じる痛みの緩和に有効です……………………………………………………………… 14

CHAPTER-2
外科的レーザー治療
小林一行…19

1. Nd：YAGレーザーは切除手術に有効です ………………………………… 20
2. Er：YAGレーザーは組織付着療法に有効です…………………………… 22
3. Er：YAGレーザーは歯槽骨整形や歯槽骨切除，骨隆起除去に有効です ……………………………………………………………………………… 26
4. Nd：YAGレーザーは遊離歯肉移植術に有効です ……………………… 28
5. Er：YAGレーザーは歯周組織再生療法に有効です……………………… 30
6. レーザー照射は歯肉メラニン色素沈着除去に有効です ………………… 32
7. Er：YAGレーザーは歯根尖切除術に有効です…………………………… 34

CHAPTER-3
こんな処置にも応用できるレーザー治療
山口博康…37

1. Nd：YAGレーザーは歯肉圧排に有効です ………………………………… 38
2. Nd：YAGレーザーは変色歯の漂白に有効です …………………………… 40
3. Nd：YAGレーザーは失活抜髄時のレーザー麻酔に有効です …………… 42
4. Nd：YAGレーザーはガッタパーチャ除去に有効です ………………… 46
5. Nd：YAGレーザーとフッ化ジアンミン銀を併用することで感染歯質の固定が可能です……………………………………………………………… 48
6. Er：YAGレーザー照射によりバイオフィルム除去が可能です ……… 50
7. 組織透過型レーザーは穿孔部肉芽の除去（穿孔部修復）に有効です… 52

さくいん ……………………………………………………………………………… 56

CHAPTER-1
痛みを和らげる
レーザー治療

1 Nd：YAGレーザーは表面麻酔に有効です

こんな時使ってみよう

　麻酔の際の針の刺入の痛みは患者の治療の際の不快症状の1つです．これを防ぐために表面麻酔をしますが通法の表面麻酔では，歯肉頬移行部の浸潤麻酔の刺入点をキシロカインのゼリーや，スプレーの表面麻酔剤を塗布数分後に針を刺入します．従来のスプレーおよびゼリーの表面麻酔剤は唾液により稀釈され，苦味による不快症状を感じます．そのため，麻酔針の刺入する以外の部位にまで表面麻酔効果が生じます．また表面麻酔が奏功するまで数分間を有します．しかしながらレーザーを用いた場合は，照射直後より表面麻酔が迅速に奏功します．そのため，表面麻酔効果を得る部位をピンポイントでの表面麻酔が可能です．

術式とコツ

　これは表面麻酔効果を得たい根尖相当部を15 cm程の距離からスウィーピングモーション（ファイバー先端を小刻みに動かす）で，10〜20秒間照射します（予備照射100〜120 mJ・10 pps 図1）．

　次に術野に墨汁を塗布し，120 mJ・10 ppsで2〜3 cmの距離から予備照射と同様に30秒間照射を2回行います（図2），麻酔針の刺入（図3）．レーザーの照射された部位の疼痛閾値が上昇し表面麻酔効果が得られます．

★使用レーザー：Denics Laser Nd：compact, Denics International, 東京．

Nd：YAGレーザーの表面麻酔効果

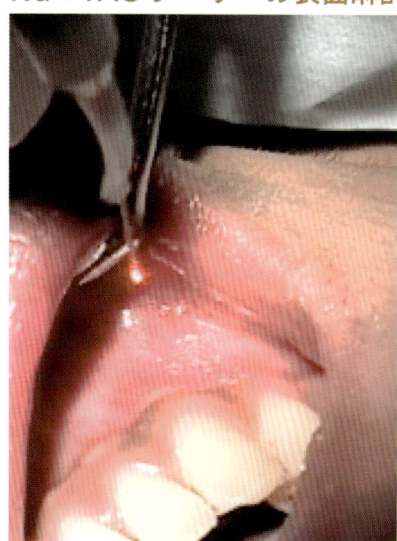
図1　予備照射

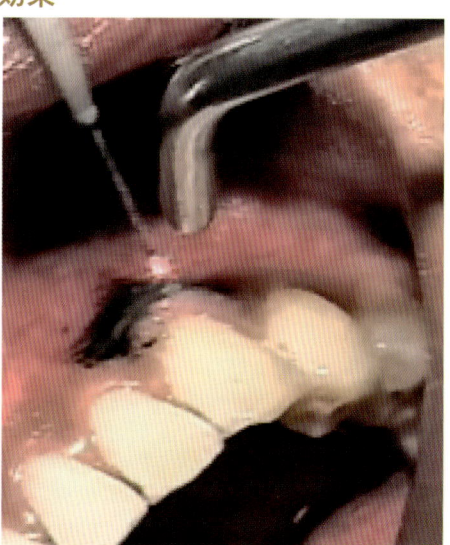
図2　墨汁塗布後のレーザー照射

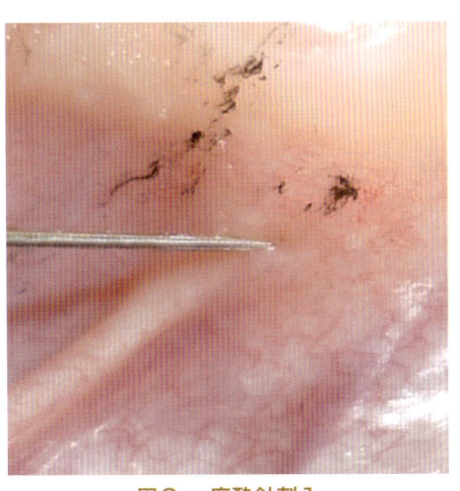

図3 麻酔針刺入
H₂O₂綿球で墨汁を除去，ピンポイントで表面麻酔効果が得られ痛みなく麻酔針の刺入ができます

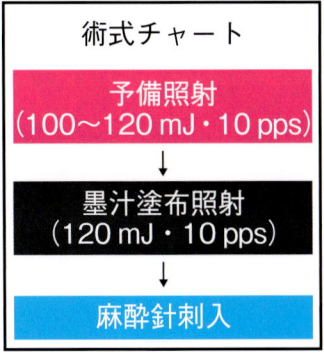

COLUMN

　歯科治療開始から終えるまで，疼痛を与えず診療を行うことが重要であり，手術中に麻酔が覚醒した場合など，麻酔を追加したりすると術後疼痛の原因となります．1988年Wall[1]は「痛みが記憶されないように，痛み刺激の進入前に鎮痛処置をすれば，術後の痛みは抑制される」との考えからpre-emptive analgesia（先制鎮痛・先取り鎮痛）の概念を提唱しており，浸潤麻酔の際，表面麻酔から確実に麻酔を奏功することにより，術後疼痛を残すことなく治療を終えることが可能となります．
　Nd：YAGレーザーを歯肉頬移行部の根尖周囲に照射することにより表面麻酔効果[1]が得られ，また照射された歯肉表面のレーザー顕微鏡観察において，術前後での変化が認められないことより，安全に表面麻酔効果が得られます[3]．従来のゼリーや，スプレーの表面麻酔剤の塗布は，この効果が得られるまで約数分間かかります．また，この表面麻酔剤は苦味が生じます．小児は唾液量が多く，口腔内に表面麻酔剤が広範囲にわたってしまいます．レーザーによる表面麻酔は照射後より疼痛緩和効果が得られ，小児にも受け入れやすい治療法です．

文献

1) Wall PD.：The prevention of postoperative pain. Pain，33：289～290，1988.
2) 山口博康，小林一行，佐藤恭道，長田玲子，菊地康次郎，櫻庭栄一，野村典生，新井 髙，中村治郎：Nd：YAGレーザーの表面麻酔効果．日レ歯誌，9（1）：9～12，1998.
3) 小林一行，山口博康，熊井麻子，田中麻起，櫻庭栄一，野村典生，中村治郎，新井 髙：歯周治療中に生じた象牙質知覚過敏症に対するNd：YAGレーザー照射による疼痛緩和効果．日歯周誌，41：180～187，1999.

2 Nd：YAGレーザーはラバーダム着脱時の痛みの緩和に有効です

こんな時使ってみよう

　日常臨床の中でも，小児歯科，修復，歯内療法でのラバーダムの使用は必須の術式です．しかしながら，実際の臨床ではラバーダム着脱時に疼痛が生じます．このため，表面麻酔を装着歯に塗布したりしていますが，Nd：YAGレーザーを根尖部に照射することにより，ラバーダム着脱時の疼痛を抑制することが可能です．

術式とコツ

　表面麻酔，知覚過敏処置と同様に，クランプ装着する歯の根尖相当部のスウィーピングモーションで，10～15cm程の距離から10～20秒間照射します（予備照射，図1）．
　次に術野に墨汁を塗布し，120mJ・10ppsで2～3cmの距離から予備照射と同様に30秒間照射を2回行います（図2）．レーザーの照射された根尖相当部の歯周組織の疼痛閾値が上昇し，ラバーダム装着時の疼痛抑制麻酔効果が得られます（図3）．
★使用レーザー：Denics Laser Nd：compact, Denics International, 東京．

ラバーダム着脱時の疼痛緩和効果

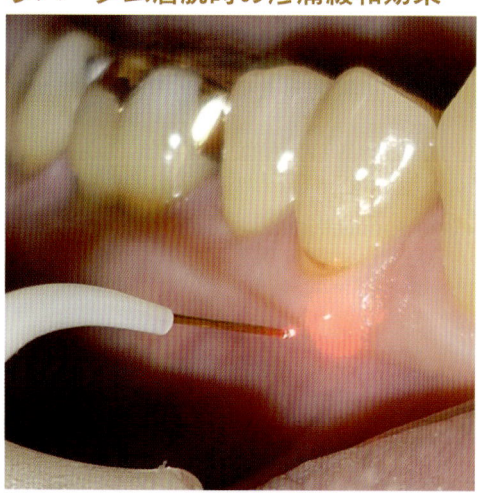

図1　ラバーダム装着前の根尖相当部に予備照射

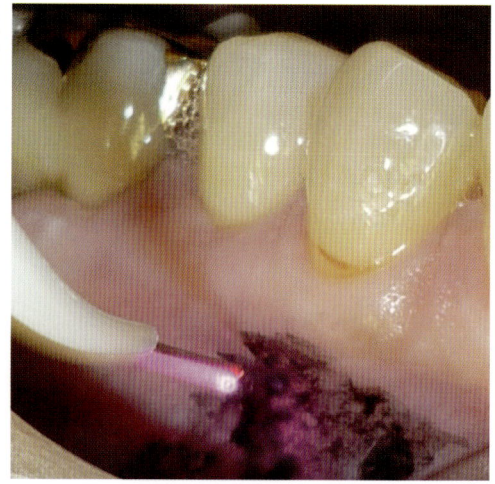

図2　墨汁塗布・照射

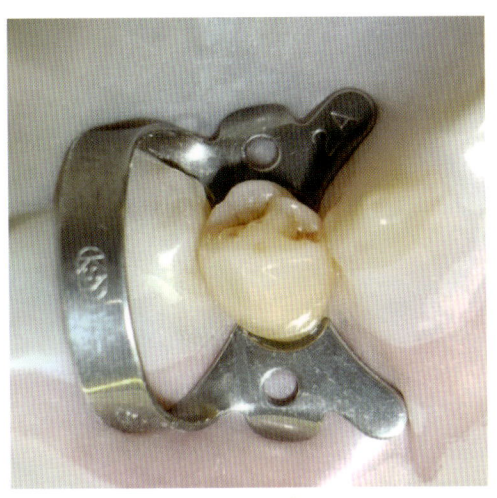

図3 ラバーダム装着
装着時の違和感，痛みは感じにくくなります

術式チャート

予備照射
（100〜120 mJ・10 pps：10〜20秒）
↓
墨汁塗布照射
（120 mJ・10 pps：30秒　2回）
H_2O_2 綿球等にて墨汁を除去
↓
ラバーダム装着・除去

COLUMN

　ラバーダム防湿は，術野の明視，確保が可能となり，患歯の汚染防止，乾燥保護，周囲軟組織の保護，器具の誤飲防止など安全な診療に必要です．このクランプの着脱特に，装着時の疼痛が生じることが明らかとなりました[1,2]．また，クランプ装着時の疼痛をレーザーで抑制することを明らかにしました．この疼痛を抑制するためには着脱の際，クランプが歯に加わるフォーセップスの力を緩徐にします．しかしながら，実際の臨床では，完全に疼痛を抑制することはできません．クランプの選択の際，装着する歯の歯頸部の形態とクランプの大きさが類似していること，歯質がう蝕で欠損している場合は，隔壁を作製することも重要です．レーザーを照射したとしても，ラバーダム着脱の際，クランプが歯に加わるフォーセップスの力を緩徐にすることにより，術後疼痛抑制のためにも重要な操作です．

文献

1) 関根章子，山口博康，小林一行，櫻庭栄一，柳沢　隆，五味一博，新井　髙：Nd：YAGレーザー照射によるクランプ装着時の疼痛緩和効果．日レ歯誌，14：126〜130，2003.
2) 小平裕恵，吉田拓正，山口博康，安達詩季，黒田　翠，深瀬直子，小林一行，鳥塚慎二，安達　厚，福田貴久，新井　髙，朝田芳信：ラバーダム装着から除去に至るまでのNd：YAGレーザーによる疼痛緩和効果に関する経時的変化．日レ歯誌，20：62〜66，2009.

3 組織透過型レーザーは象牙質知覚過敏症の痛みの緩和に有効です

こんな時使ってみよう

　象牙質知覚過敏の原因としては，歯頸部の磨耗，楔状欠損，酸蝕症，エナメル質の減形成，エナメルの崩壊，歯周治療による歯肉退縮による歯根象牙質の露出，咬合が誘発されていることが報告されています．また，歯周治療後，象牙細管が露出することにより疼痛が生じます．特に歯ブラシによる痛みのためブラッシングをせず，口腔清掃状態が不良になると歯周疾患を悪化しています．知覚過敏により歯ブラシ使用を避け，う蝕，歯周病を悪化することは避けなければなりません．レーザーを使用してこの痛みを減少させることで，口腔清掃状態を良好な状態に保つことが可能です．

　この治療方針として，レーザー照射により歯髄の閾値の上昇効果（痛みを感じにくくする）による可逆的な疼痛緩和効果を得ることにより，ブラッシングの疼痛を感じることなく，良好な口腔清掃状態を保つことが可能となります．

術式とコツ

Nd：YAGレーザー

　歯肉頬移行部の根尖周囲より5 cm程の距離から100～120 mJ・10～15 pps，スウィーピングモーションで10～20秒間照射し，患者の違和感があるかを聞きます．ここで，不快症状などが感じられない場合は，術野に墨汁を塗布し，120 mJ・10 ppsで2～3 cmの距離から予備照射と同様に30秒間照射を2回行い（図1），レーザーの照射された部位の疼痛閾値が上昇し知覚過敏抑制効果が得られます．

★使用レーザー：Denics Laser Nd：compact, Denics International, 東京．

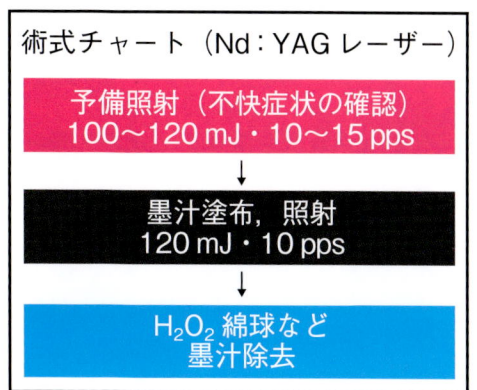

術式チャート（Nd：YAG レーザー）

予備照射（不快症状の確認）
100〜120 mJ・10〜15 pps
↓
墨汁塗布，照射
120 mJ・10 pps
↓
H_2O_2 綿球など
墨汁除去

Nd：YAG レーザー（照射）

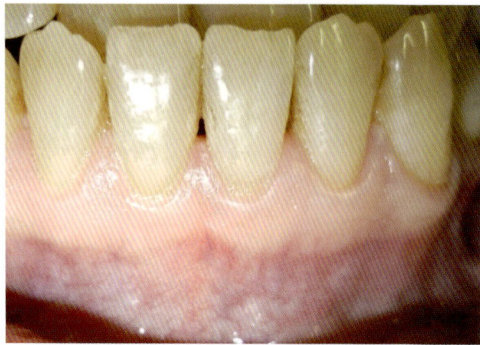

$\overline{2\mid 2}$ に知覚過敏が認められる

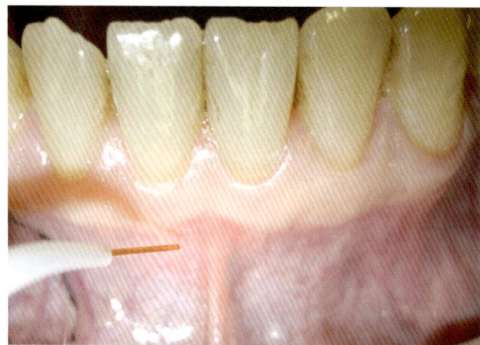

予備照射

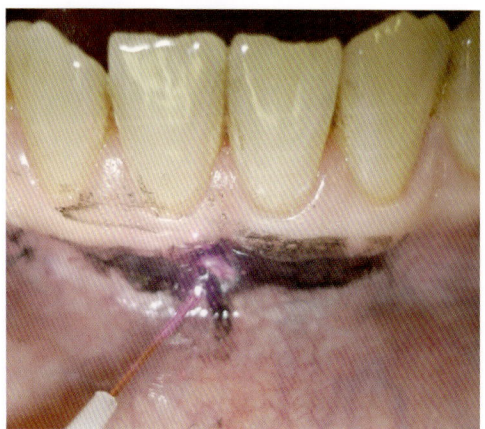

墨汁塗布・照射

図1　象牙質知覚過敏症への Nd：YAG レーザー照射

半導体レーザー

　歯頸部より2〜3cm程の距離から，知覚過敏の生じている象牙質に対して1.2wリピートパルス，スウィーピングモーションで10〜20秒間照射します．
★使用レーザー：Styla，DISCUS DENTAL USA pulse 1.2w

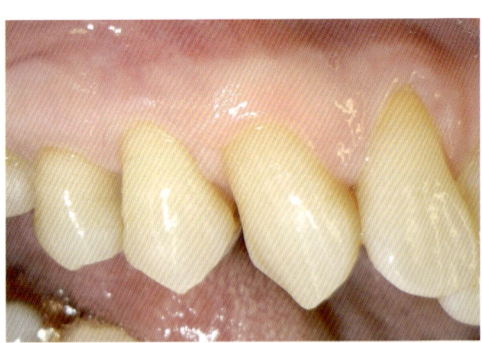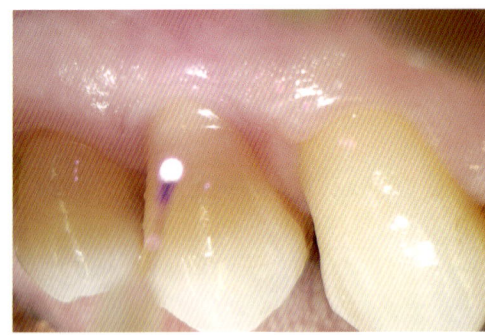

図2　半導体レーザーによる象牙質知覚抑制効果
Styla，DISCUS DENTAL USA pulse 1.2w

4 歯頸部の知覚過敏症：半導体レーザーでは痛みの有る歯頸部に直接照射することにより疼痛緩和効果が得られます

COLUMN

　象牙質知覚過敏症のメカニズムのひとつとしては，動水力学説[1]が説明されています．象牙質と歯髄は象牙細管で連続し，この中を組織液が移動することにより歯髄の表層の神経線維に刺激が伝達されます．この治療方針として，レーザー[2]で歯髄の閾値の上昇効果による可逆的な疼痛緩和効果を得ることにより，ブラッシングの疼痛を感じることなく，良好な口腔清掃状態を保つことが可能となります[2]．歯周治療後ではルートプレーニングなどにより歯根面の象牙質が露出し，知覚過敏となりますが，唾液中のカルシウムの沈着により象牙細管が封鎖され，疼痛の減少が期待できます．しかしながら，カルシウムが沈着するまでの期間，口腔清掃が不良となると後戻りしてしまいます．
　Nd：YAG[2]，半導体レーザー[3]による知覚過敏抑制効果は一時的ではありますが，レーザーの疼痛緩和効果が持続している間に唾液中のカルシウムの沈着により疼痛が減少することが望ましいです．

文献

1) Brännström M, Lindén LÅ, Åström A.: The hydrodynamics of the dental tubule and of pulp fluid. Caries Res, 1: 310～317. 1967.
2) 小林一行, 山口博康, 熊井麻子, 田中麻起, 櫻庭栄一, 野村典生, 中村治郎, 新井 髙：歯周治療中に生じた象牙質知覚過敏症に対するNd：YAGレーザー照射による疼痛緩和効果. 日歯周誌, 41：180～187, 1999.
3) 大塚実千代, 矢作保澄, 山口博康, 小林一行, 八島章博, 長野孝俊, 白川 哲, 飯野史明, 関根章子, 安達 厚, 常盤珠美, 福井稔子, 掛川文子, 五味一博, 新井 髙：半導体レーザー照射の歯髄温度感覚閾値への影響と象牙質知覚過敏症への効果. 日レ歯誌, 21：89～94, 2010.

4 組織透過型レーザーはTMJ治療に有効です

こんな時使ってみよう

　顎関節症で開口が困難な症例，また診療において印象採得が必要である場合，レーザー照射により即時に開口が可能となります．顎関節症のⅠ，Ⅱ，Ⅲ，クローズドロックのみでなくⅣ型症例にもレーザー照射が有効と報告されていますが[1,2]，特に，筋性のⅠ型顎関節症は関節周囲に組織透過型レーザーであるNd:YAGレーザー，半導体レーザーをスウィーピングモーションで照射します．また筋痛部に照射することにより疼痛は緩和され，開口量も上昇します．

術式とコツ

Nd：YAGレーザー（100～120 mJ・10～15 pps）

　顎関節部，または筋痛部に対してスウィーピングモーションで30秒を3回～4回照射することにより疼痛は緩和され，開口量も上昇します．レーザー照射の際，熱蓄積を防ぐ目的で，スリーウェイのエアーをかけながら術野が暖かく感じられる程度に照射します．開口，疼痛抑制状態を確認します．疼痛が抑制しない場合この操作を2回繰り返します（図1，2）．

★使用レーザー：Denics Laser Nd：compact，Denics International，東京．

顎関節症への照射

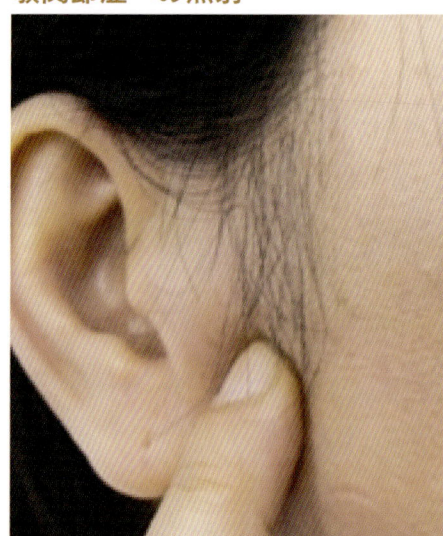

図1　疼痛部の確認

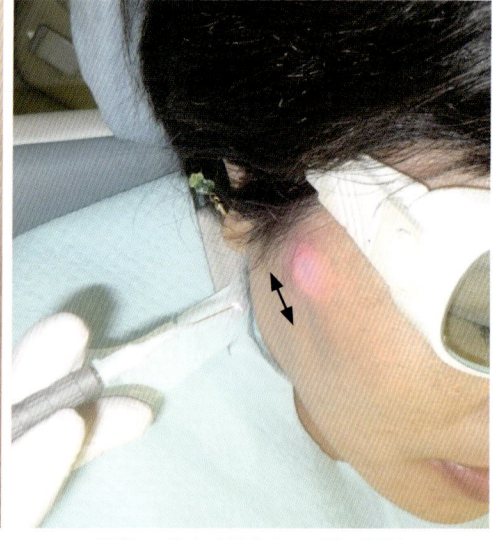

図2　Nd：YAGレーザー照射
疼痛部に対してファイバーをスウィーピングモーションで照射

```
術式チャート
疼痛部（筋痛：トリガーポイント）の確認
　　　　　　↓
5～10 cm の距離よりスウィーピングモーションで照射
Nd：YAG（100～120 mJ・10～15 pps：30秒　3～4回）
半導体レーザー（100 mJ・10 pps：30秒　3～4回）
　　　　　　↓
疼痛緩和の確認
```

半導体レーザー

　パルス波 100 mJ・10 pps スウィーピングモーションで，筋痛部に30秒を3回～4回照射します．照射部位はわずかに暖かく感じられます．（図3, 4）
★使用レーザー半導体レーザー（styla，DISCUS DENTAL USA）

半導体レーザーの顎関節症への照射

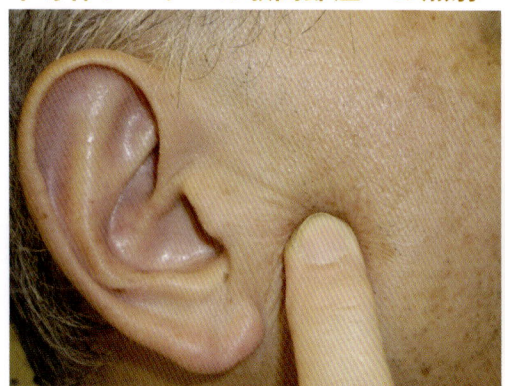
図3　圧痛（疼痛部）の確認

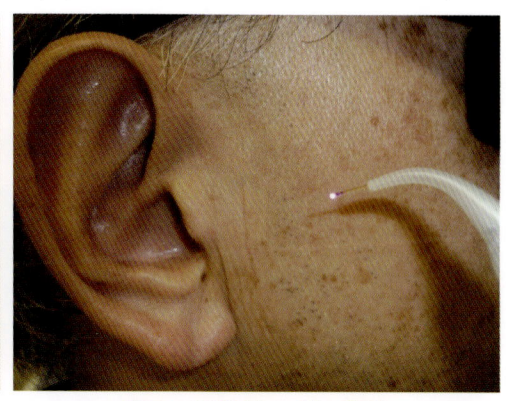
図4　半導体レーザー照射
疼痛部に対してファイバーをスウィーピングモーションで照射

COLUMN

　慢性の筋性疼痛の凝り，筋痛は，筋肉での血液循環障害が起こり，筋肉内の発痛物質（乳酸，ブラジキニン）が停滞します．その結果，感覚神経（A線維　C線維）を刺激し，刺激を受けた感覚神経は脊髄で直接，間接的にインターニューロンを介し運動ニューロンの活動を亢進させ，結果的に筋緊張は強くなり，凝りを悪化させ，疼痛はさらに増大します．

　筋性疼痛は，レーザーの照射により筋のこわばり，血流が改善し[1]，停滞していた発痛物質が局所から血流とともに消失することにより，疼痛が減少します．

　レーザー照射により改善が得られますが，しかしながら，治療後の循環障害部のマッサージをしないと再び疼痛が生じます．

文献

1) 荒尾宗孝，伊藤暖果，吉田憲司，高井克憲，深谷昌彦：顎関節症に対する低出力レーザー効果に関する基礎的研究－レーザー微小循環血流計を用いて－．日レ歯誌，3：1～8，1992．
2) 荒尾宗孝，丹下和久，深谷昌彦：症例顎関節患者に対する低出力レーザー効果に関する臨床的研究－顎関節症IV型について．日レ歯誌，7：77～82，1996．

5 組織透過型レーザーは矯正治療時に生じる痛みの緩和に有効です

こんな時使ってみよう

矯正治療では，治療後に痛みを伴います．組織透過型レーザーでは，この疼痛を減少することが可能です．Nd：YAG レーザーを疼痛部位に対して照射することにより，疼痛は緩和されます．また，疼痛が予想される場合，矯正治療後に予備照射しておくことにより，術後の疼痛緩和効果が得られます．

術式とコツ

矯正力を加えた場合，歯周組織には圧迫側の歯根膜組織は圧迫され血流障害が生じ，この領域の局所の骨吸収がこれに伴い炎症反応が生じ，歯の移動が生じます．この炎症反応に伴い発痛物質が生じ，局所の疼痛が生じます．

Nd：YAG レーザー100 mJ・10～15 pps，スウィーピングモーションで照射します．矯正治療後に発痛が予測される部位については圧迫側の歯頸部，根尖部について予備照射し，疼痛予防照射処置を行います（図1，2）．

★使用レーザー：Denics Laser Nd：compact, Denics International, 東京.

矯正時に生じる痛みに対しての Nd：YAG レーザー照射

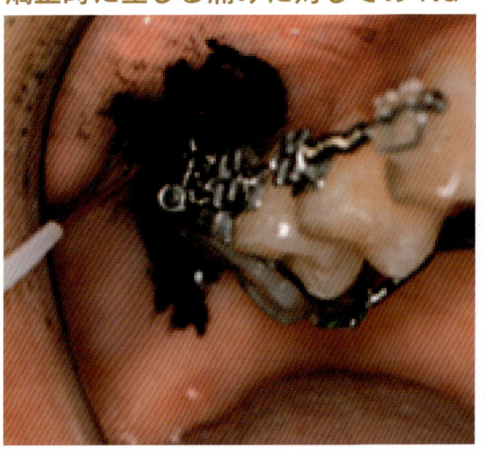
図1　大臼歯への照射

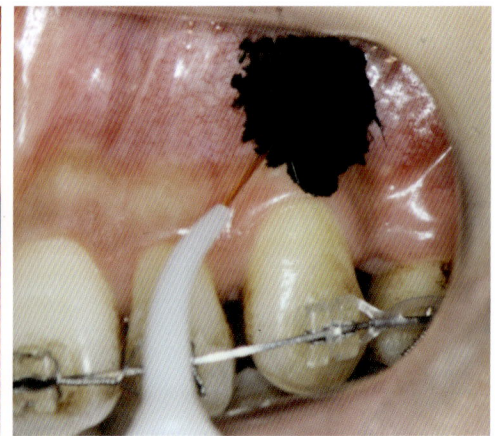
図2　犬歯に生じた疼痛への局所疼痛緩和

術式チャート
予備照射（不快症状の有無の確認） Nd：YAG（100 mJ・10～15 pps：30秒） 5～10 cmの距離よりスウィーピングモーションで照射
↓
墨汁塗布照射 （120 mJ・10～15 pps：30秒　2回） H_2O_2綿球等にて墨汁を除去

COLUMN

　矯正治療時に生じる疼痛は，歯を物理的に移動することにより歯周組織，特に，歯を支える歯根膜が物理的に歯を移動するために加えられた力によって圧迫，牽引されることにより生じる急性炎症のためです．歯周組織に疼痛物質 Calcitonin gene-related peptide（CGRP）Substant Pなどの神経ペプチドの関与が報告され[1]，これら神経ペプチドにより周囲へchemical mediator（histamine, prostaglandinなどの発痛物質）が遊離しその結果，炎症が促進し，疼痛が生じます．また，この神経ペプチドは温痛覚を伝えるとされているAδ，C線維に存在することが調べられていて[1]，矯正力を加えた際の疼痛発現に関与しています．

　実験的に矯正力をエラスティックセパレーターで加えた研究では[2]，各個人の最大疼痛を発現した時期に，Nd：YAGレーザーを移動している歯の根尖周囲にファイバーから3 cmの距離で墨汁を塗布し，100 mJ・15 ppsで2～3 cmの距離から30秒間を2回照射することにより最大疼痛は直ぐに緩和されます．

　これらの作用機序として，Nd：YAGレーザー照射により神経線維に直接作用し疼痛緩和効果が得られるだけでなく，半導体レーザー照射では発痛物質であるprostaglandinE2　Interleukin1-betaの産生を抑制し[3]，疼痛抑制すると考えられていることから，生体においては複合した疼痛緩和効果の作用が考えられます．

　Nd：YAGレーザーを矯正治療時の疼痛緩和効果に，より有効活用が可能です．レーザー照射により減少を示します．

文献

1) 中本清嗣：ラットの実験的歯の移動に伴うペプチド含有神経線維の変化について．日矯歯誌, 50：282～292, 1991.
2) 細田章代, 細田裕, 佐藤恭道, 小林一行, 櫻庭栄一, 横田剛志, 山口博康, 中村治郎, 新井高：歯の移動時に生じる疼痛に対するNd：YAGレーザーの効果．日レ歯誌, 11：22～26, 2000.
3) Shimizu N. Yamaguchi M, Goseki T, et al：Inhibition of prostaglandin E2 and Interleukin1-β production by low-power laser irradiation in stretched human periodontal ligament cells. J Dent Res, 74：1382～1383, 1995.
4) 青木賢太郎, 戒田清和, 磯野浩昭, 山口博康, 新井高：矯正治療におけるNd：YAGレーザーの疼痛緩和効果について．東京矯歯誌, 16：119～129, 2006.

6 組織透過型レーザーはアフタ，口内炎，潰瘍性病変で生じる痛みの緩和に有効です

こんな時使ってみよう

　アフタ，口内炎とは，直径2〜10 mmの類円形の浅い潰瘍性病変で，薄い偽膜で覆われています．表面は結合組織が露出し滲出物により覆われていて，外界からの機械的な接触により疼痛が生じます．そのため，飲食の刺激によりQOLは低下します．アフタへのレーザー照射により，すぐに接触痛が軽減し，そのため飲食が可能となります．

術式とコツ

　口腔内軟組織における口内炎，アフタは，摂食時の刺激により疼痛が生じ，刺激の強い飲食物の摂取が困難になります．これらの治癒期間としては7〜10日間を有し，不快症状がこの期間持続します．レーザー照射により，即時に疼痛緩和効果が得られることから，QOLが改善します．

　Nd：YAGレーザー：100 mJ・10〜15 ppsで予備照射後，2〜3 cmの距離から30秒間を2回照射することにより疼痛はすぐに緩和されます．

★使用レーザー：Denics Laser Nd：compact, Denics International, 東京．

　半導体レーザー：100 mJ・10 pps，2 cmの距離よりアフタに円を描くように照射します．

術式チャート

2〜3 cmの距離よりスウィーピングモーションで照射
Nd：YAG（100 mJ・10〜15 pps：30秒　2〜3回）
半導体レーザー（100 mJ・10 pps：30秒　2〜3回）

↓

疼痛緩和（接触痛）の確認

Nd：YAG レーザーの口内炎へのレーザー処置

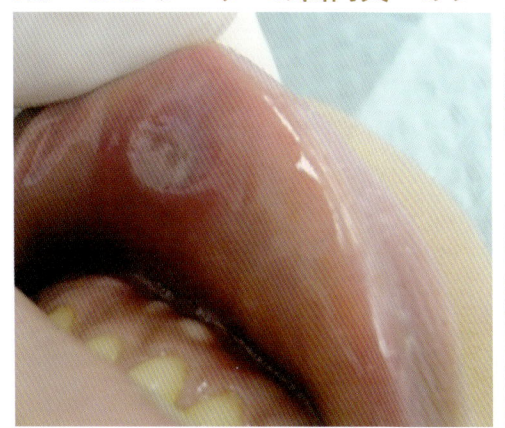
図1 接触痛を主訴に来院

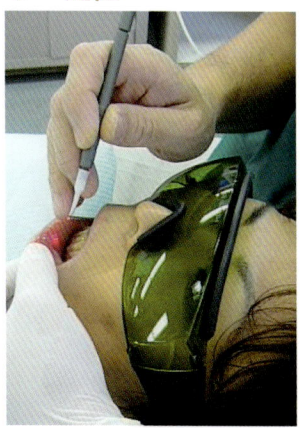
図2 照射により すぐに疼痛緩和

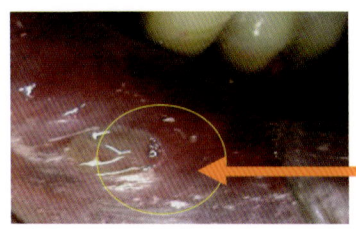
レーザー照射

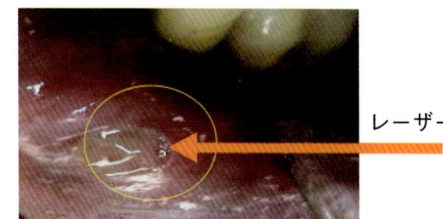
レーザー照射

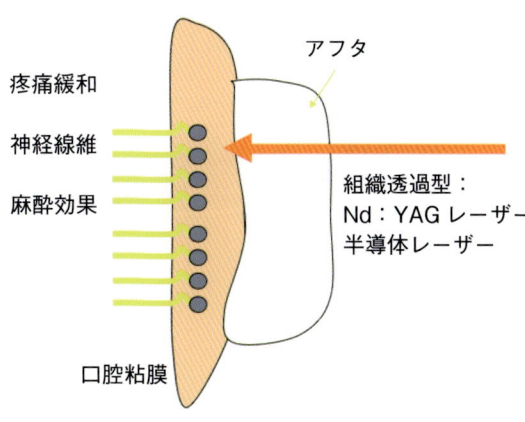
図3 組織透過型レーザー

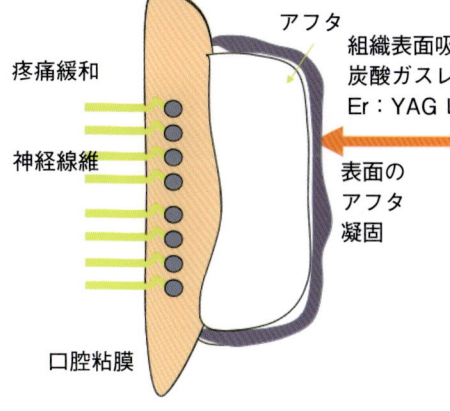
図4 組織表面吸収型レーザー

COLUMN

　口内炎の治療は，軟膏の塗布，古くは硝酸銀による焼尽などが行われています．これは即効性がありますが，術後疼痛が生じます．組織透過型レーザー（図3）では偽膜，滲出物を透過し，結合組織中の神経線維に直接作用し疼痛緩和効果が生じます．組織表面吸収型レーザー（図4）では，アフタの表面の偽膜，潰瘍面の滲出物タンパク成分に作用し熱変性が生じ，その結果，外界からの接触に対しても疼痛が生じにくくします[1]．

6- 組織透過型レーザーはアフタ，口内炎，潰瘍性病変で生じる痛みの緩和に有効です

こんな時使ってみよう

新義歯作製装着後，口内炎により疼痛が生じることがあります．原因となる義歯床との接触部位は，リリーフが必要です．義歯の装着脱離により，義歯床と口内炎部位の接触により疼痛が生じます．レーザー照射により着脱時の疼痛も消失することから，新義歯調整後からすぐに義歯が使えます．

術式とコツ

義歯性口内炎部位に 100 mJ・10〜15 pps　30秒間を2回照射，スウィーピングモーションで照射処置により，接触による疼痛は減じられため，調整後の義歯も快適に使用することが可能となります（図5）．

★使用レーザー：Denics Laser Nd：compact，Denics International，東京．

Nd：YAG レーザーの義歯性口内炎部位へのレーザー処置

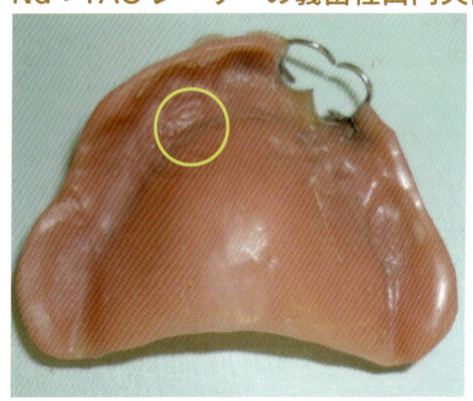
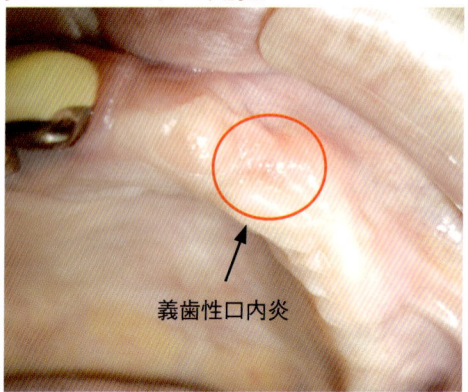

義歯性口内炎

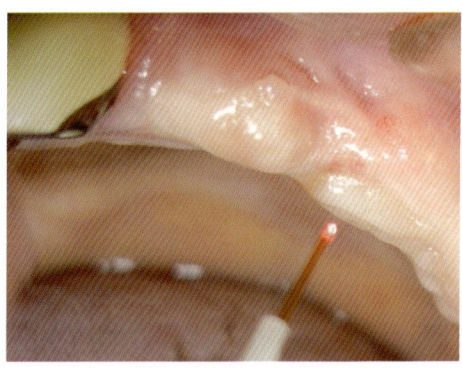

予備照射　　　　　　　　　　　　墨汁塗布・照射

図5　義歯性口内炎への Nd：YAG レーザーの疼痛緩和効果

COLUMN

新義歯作製直後の義歯の調整期間中には義歯性口内炎が生じ，疼痛が伴います．リリーフを行っても義歯の着脱時には口内炎部に接触による疼痛が生じます．軟膏の塗布も，即時の効き目は期待できません．レーザーによる疼痛緩和は即効性であるため，即時の機能回復改善が得られます．

文献

1) 山口博康：レーザーはここまできた！ Practice & Evidence 5・完高出力レーザーを用いた疼痛緩和処置．歯界展望，117：6, 2011.

CHAPTER-2
外科的レーザー治療

1 Nd：YAG レーザーは切除手術に有効です

🔵 こんな時使ってみよう

　Nd：YAG レーザー照射は，歯肉切除術，小帯切除術などの切除（切開）を目的とした処置に，止血効果や創傷治癒効果が期待でき有効です．もちろん縫合は必要ありません．

🔵 術式とコツ

　浸潤麻酔後，80 mJ・50 pps の出力で照射を行います．Nd：YAG レーザーは，照射時の熱作用で凝固や止血効果が顕著に認められます．しかしながら，組織透過型であるため熱の影響が残りやすく，見えないところで組織変性をもたらす可能性があります．したがって，周囲への熱影響を考慮し，エネルギー出力を下げパルス数を上げたり，照射時間をなるべく短くするなど出力設定や照射方法に工夫が必要です[1]．

★使用レーザー：Denics Laser Nd：compact，Denics International，東京．

歯肉切除術

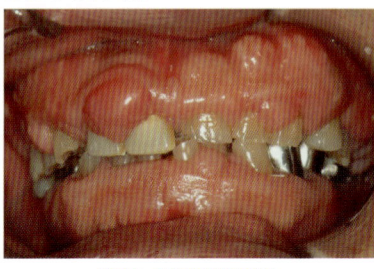

術前（歯肉増殖症） 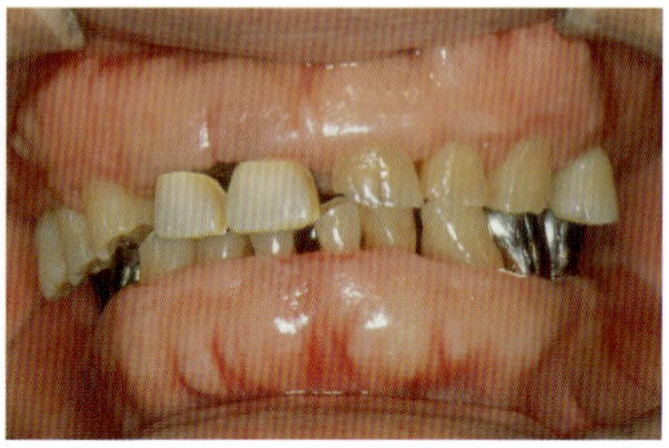　　　　　　　　術後

高血圧症など全身疾患を多数有する患者さんに対して，止血や創傷治癒促進を目的として，循環動態管理下でレーザーを併用し歯肉切除術を行いました．レーザー照射を併用したため出血は少なく，創傷治癒も良好です．歯肉を蒸散する際その除去量によっても異なりますが，ある程度，大まかな蒸散を行い（外斜切開で），その後，最終形態をイメージしながら削ぎ落とすように蒸散していくと良いでしょう．

舌小帯切除術

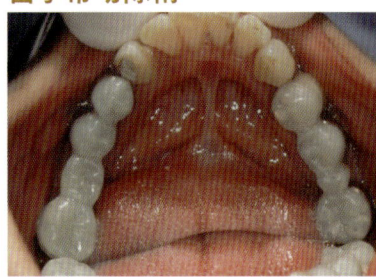 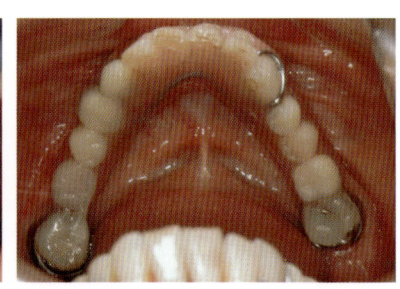

術前（舌小帯高位付着）　　　　　　　　術後

下顎臼歯部を抜歯後，部分床義歯を装着予定でしたが，舌小帯が高位付着のため義歯製作前にレーザーにより小帯切除術を行いました．

頰小帯切除術

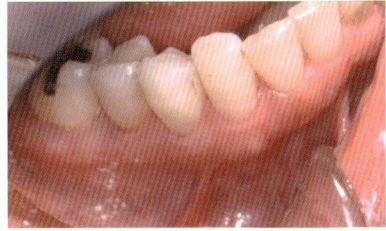
術前（頰小帯高位付着）

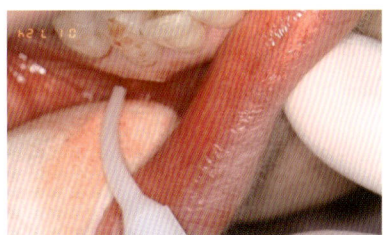
小帯蒸散時

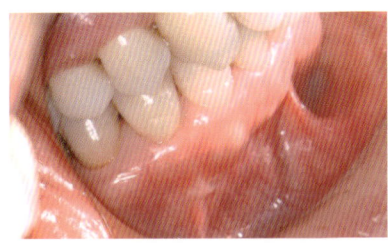
術後（蒸散部位は瘢痕治癒）

指で小帯を十分に緊張させ，歯冠側よりの小帯を蒸散の起点とし，ゆっくりとひっかくように蒸散後，切断面ができたらそこを削ぐように蒸散しましょう．蒸散後，縫合の必要はありません．術後は瘢痕治癒します．

COLUMN

Nd：YAGレーザーの導光システムは石英ファイバーであり，施術時の操作が容易です．また，ファイバー先端を割り箸やコルクなどで焼いたり，カーボランダムポイントなどで粗造に加工することで，ファイバー先端でレーザー光の乱反射を起こさせて高温を発生させ，その熱作用により凝固，切開を行うなどの応用も可能です．

文献

1) 櫻庭栄一，小林一行，野村典生，山本章代，山口博康，中村治郎，新井 髙：パルス発振型Nd：YAGレーザー照射後の創傷治癒に関する基礎的研究．日レ歯誌，10（1）：15〜24，1999．

2 Er：YAG レーザーは組織付着療法に有効です

こんな時使ってみよう

　Er：YAG レーザーを歯周ポケット搔爬術（P-cur）や歯肉剝離搔爬術（F-op）などの組織付着療法に併用することにより，歯石除去はもちろんのこと，熱影響を周囲組織に与えることなく LPS 除去[1,2]や殺菌効果[3]が期待でき，さらにはさまざまなネガティブな病理変化を歯周組織に惹起させる不良肉芽の除去も効率良く行えるようになり[4]，良好な結果を得ることができます．

術式とコツ

P-cur 時の使用

　80 mJ・10 pps あるいは 40 mJ・20 pps，注水下（コンタクトチップ：C400F，P400T，P600T，PS600T）の照射条件で，歯周ポケット（PPD）の値より 1 mm 引いた値でレーザーチップを歯周ポケット内に挿入し，そこを起点として水平的に，そして引き上げるように動かしながら均一な照射を行います．

F-op 時の使用

　80 mJ・10 pps あるいは 40 mJ・20 pps，注水下（コンタクトチップ：C400F，C600F）の照射条件で，根面に対してチップを斜めかほぼ平行に接触させ，スウィーピングモーションで照射します．また，残存する肉芽に対して破壊された骨表面に堅固に付着した線維を離断するために，骨との境界部にレーザー照射を根面に対する処置と同じ照射条件で行い肉芽を除去します．Er：YAG レーザーを用いることで，骨表面に堅固に付着した線維群を簡便に離断させることが，確実かつ迅速に行えます．
★使用レーザー：Erwin AdvErL，モリタ製作所，京都．

P-cur

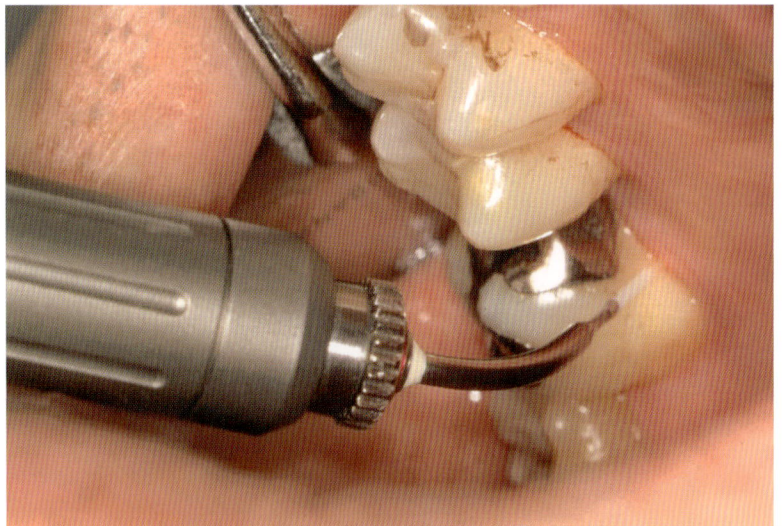

レーザー照射時

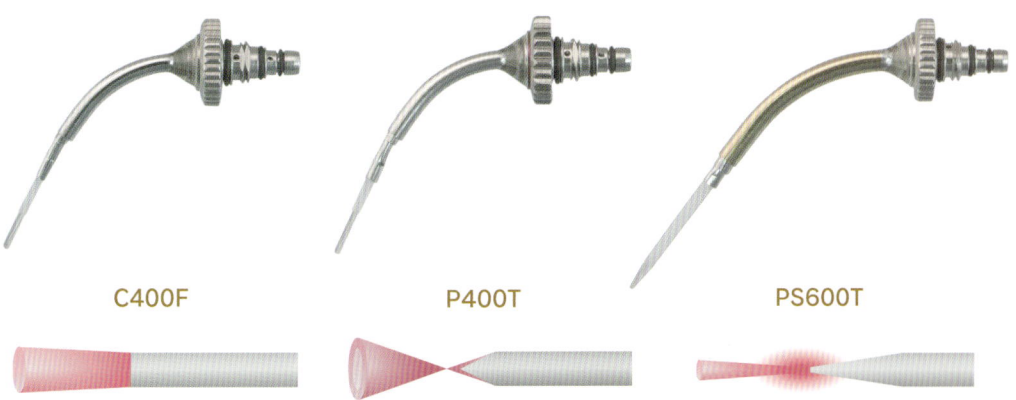

C400F　　　　　　P400T　　　　　　PS600T

各種 Er：YAG レーザーチップと照射方向の模式図

2-Er：YAG レーザーは組織付着療法に有効です　23

F-op

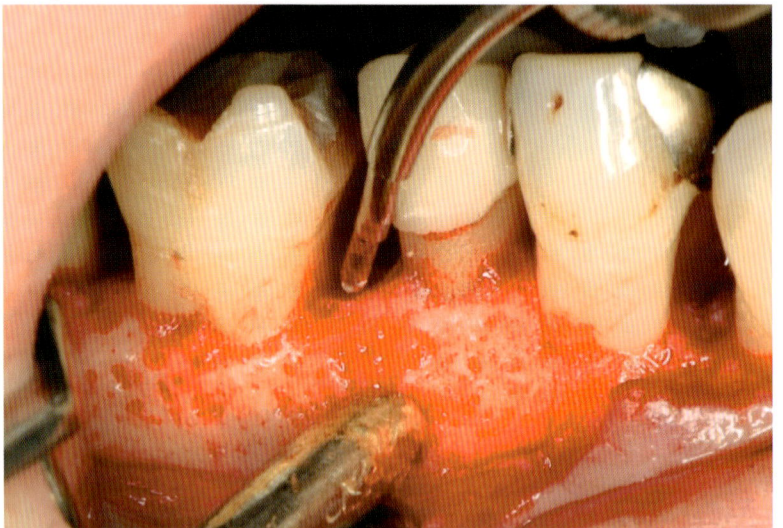

レーザー照射時

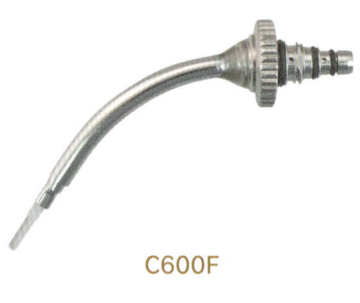

C600F

Er：YAG レーザーチップと照射方向の模式図

COLUMN

　Er：YAG レーザー照射における臨床応用上の注意として以下のことに気をつけて処置してください[5].
① 適切な照射条件の選択（出力と繰り返しパルス数）
② 歯周治療時での注水の併用（エアー量に気をつけ，特に P-cur では皮下気腫防止のためエアーを少なくする）
③ 適切な照射手技の採用（歯周治療時：根面歯質の過剰な蒸散防止のためレーザーチップを根面へ平行あるいは斜め照射，上下あるいは左右に動かす操作）
④ レーザー照射時の蒸散物の的確な吸引操作
⑤ 誤照射の防止，フットペダルの確実な操作（不用意な踏み込みによる治療対象部以外への不慮の照射防止，金属修復物による反射の影響に対する注意，レーザー光の進行方向上にある組織への注意と必要に応じた周囲組織の保護）

文献

1) Yamaguchi H, Kobayashi K, Osada R, Sakuraba E, Nomura T, Arai T, Nakamura J.:Effects of irradiation of an Erbium:YAG laser on root surfaces. J Periodontol, 68 (12):1151～1155, 1997.
2) 小林一行, 山口博康, 長田玲子, 櫻庭栄一, 野村典生, 新井 髙, 中村治郎:Er:YAGレーザー照射によるリポポリサッカライドの変化. 日歯周誌, 40 (1):79～87, 1998.
3) Ando Y, Aoki A, Watanabe H, Ishikawa I.:Bactericidal effect of erbium YAG laser on periodontopathic bacteria. Lasers Surg Med, 19 (2):190～200, 1996.
4) Mizutani K, Aoki A, Takasaki AA, Kinoshita A, Hayashi C, Oda S, Ishikawa I:Periodontal tissue healing following flap surgery using an Er:YAG laser in dogs. Lasers Surg Med, 38 (4):314～324, 2006.
5) 青木 章, 水谷幸嗣, 渡辺 久, 和泉雄一, 石川 烈, 冨士谷盛興, 千田 彰, 吉田憲司, 栗原英見, 吉江弘正, 伊藤公一:ポジション・ペーパー(学会見解論文)レーザーによる歯石除去. 日歯周誌, 52(2):180～190, 2010.

3 Er：YAG レーザーは歯槽骨整形や歯槽骨切除，骨隆起除去に有効です

こんな時使ってみよう

　Er：YAG レーザーを F-op 時に骨形態を修正したい場合や対合関係においてクリアランスが十分に取れず歯冠長延長術を行う場合などの歯槽骨整形・歯槽骨切除，さらに，骨隆起除去に使用します．熱影響を周囲組織に与えることなく，殺菌効果を期待できることから良好な結果が得られます．

術式とコツ

　40〜100 mJ・20 pps，注水下（コンタクトチップ：C400F，C600F，C800F）の照射条件で，骨面に対してチップを接触させ，ゆっくりと動かしながら照射します．骨隆起を除去する場合，大きいものでは分割して除去するようにしましょう．

　症例によってではありますが，細いチップを選択するよりも C600F，C800F を使用したほうが効率が良く形態を整えることができます．

★使用レーザー：Erwin AdvErL，モリタ製作所，京都．

Er：YAG レーザー併用による歯冠長延長術

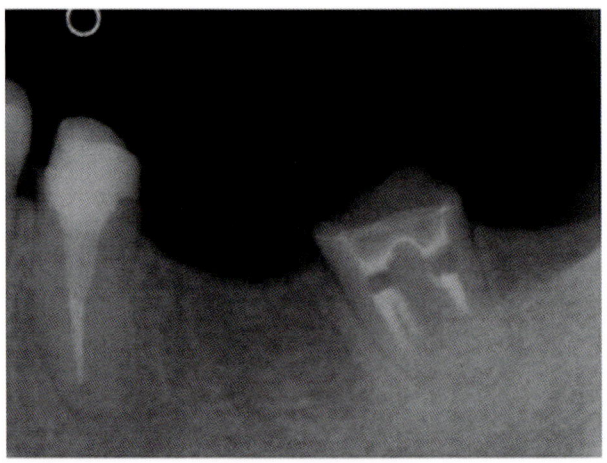

術前エックス線写真

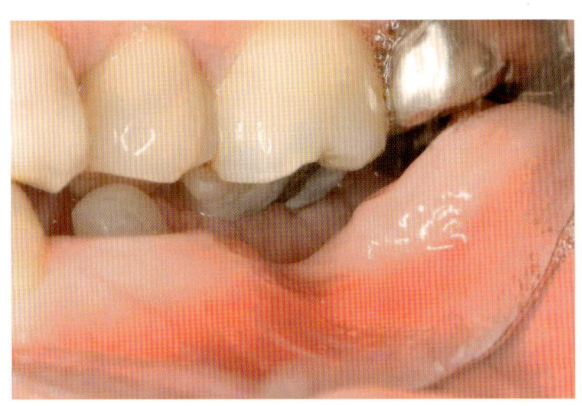
術前：クリアランスがない

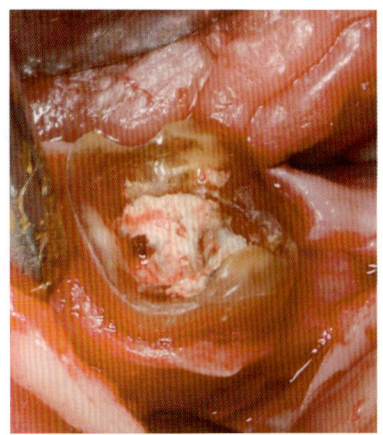
歯肉弁剥離翻転時（⑦）

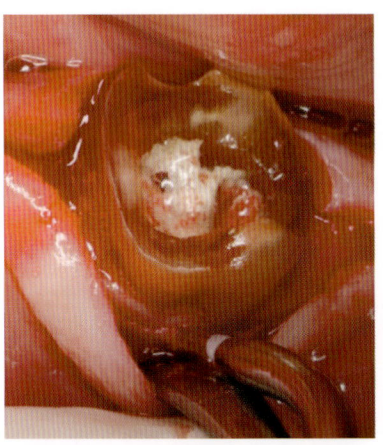
レーザーによる骨整形・骨切除時

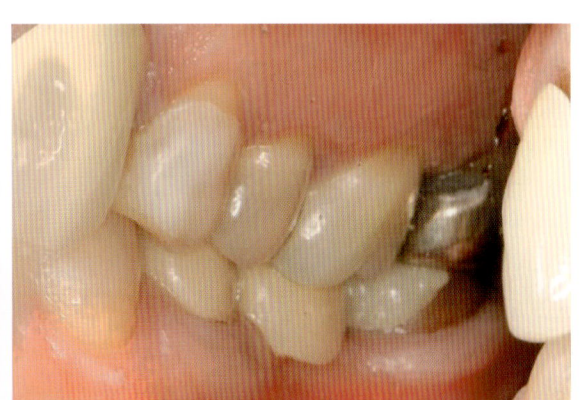
術後：クリアランスの獲得

> **COLUMN**
>
> Er：YAGレーザーの骨へのアプローチの有効性および安全性は確認されています[1]．従来の歯槽骨整形や歯槽骨切除では主に回転切削器具を，骨隆起除去では骨ノミを用いていましたが，レーザーを使用することで，歯肉の巻き込みや振動などの患者さんへの負担を軽減できます．さらに，最近では削除量が少ない骨整形・骨切除に対して，フラップレスでの対応が可能となっています[2]．

文献

1) Aoki A, Watanabe H, Akiyama F, Shoji S, Horiuchi H, Ishikawa I.：Clinical evaluation of periodontal osseous surgery with Er：YAG laser. J Acad Laser Dent, 12（4）：13, 2004.
2) 和泉雄一，青木 章，石川 烈：歯周治療・インプラント治療におけるEr：YAGレーザーの使い方．医学情報社，東京，2011．

4 Nd：YAGレーザーは遊離歯肉移植術に有効です

こんな時使ってみよう

　遊離歯肉移植術（FGG）は，付着歯肉の不足や喪失などの解剖学的問題を改善し，プラークコントロールが行い易い口腔内環境を確保するために必要不可欠です．手術時にNd：YAGレーザー照射を併用することは止血に効果的で，さらに組織透過型の特性を活かし疼痛緩和や創傷治癒に有効であり，円滑な治療が可能となります．

術式とコツ

　FGG処置時に供給側，受容側に対し止血や疼痛緩和および創傷治癒促進を目的にNd：YAGレーザー照射（照射条件：100 mJ・15〜20 pps，非接触・スウィーピングモーション）を併用します．

　適切な照射手技の採用として止血および疼痛緩和処置時の照射は，歯肉表面の過剰な温度上昇防止のためディフォーカスでレーザーチップを動かす操作が重要となります．

★使用レーザー：Denics Laser Nd：compact，Denics International，東京．

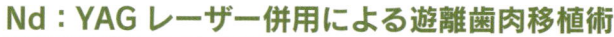

Nd：YAGレーザー併用による遊離歯肉移植術

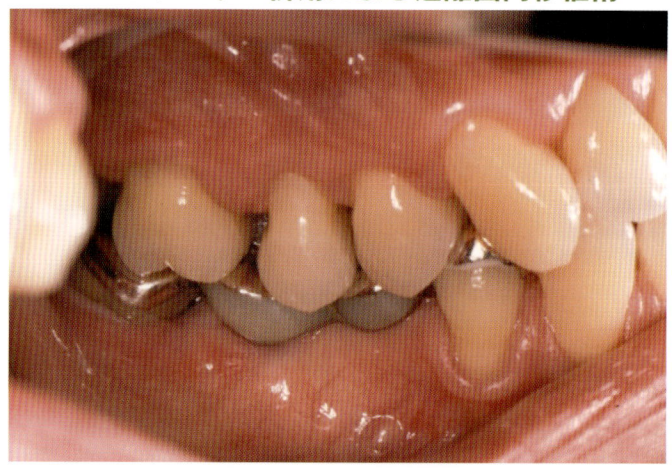

術前（7部付着歯肉の喪失）

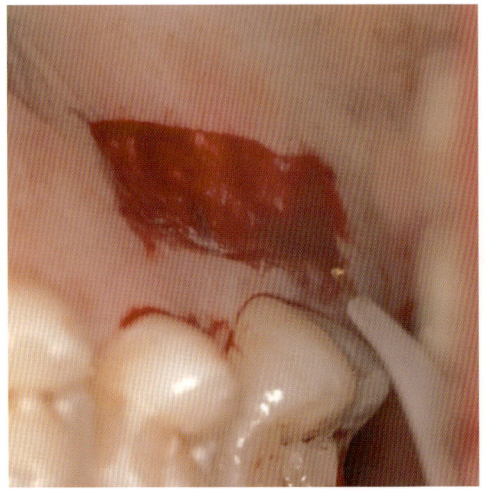

供給側レーザー照射時 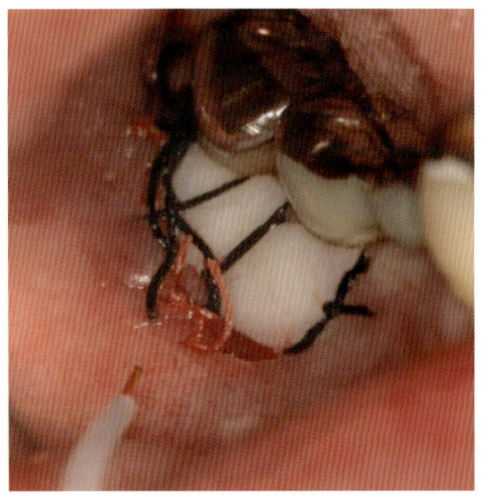　　　　　　　　受容側レーザー照射時

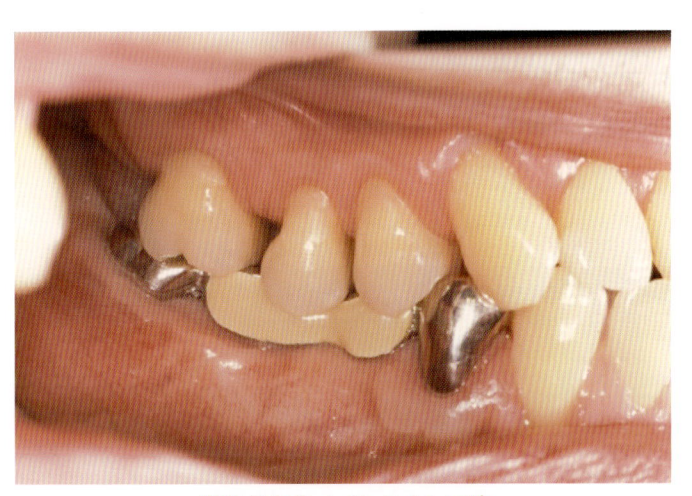

術後7年のメインテナンス時

COLUMN

　付着歯肉は角化した上皮とコラーゲン線維の豊富な結合組織からできており，抵抗力のある強い歯肉です．付着歯肉がなくても健康な状態を維持できるという報告はありますが，これには，①プラークコントロールが良好である，②炎症の徴候がない，③進行性の歯肉退縮がない，などの条件を満たす必要があると考えられています．しかしながら，付着歯肉のない患者さんでこの条件を満たしている人はどれくらいいるのでしょうか．付着歯肉がないためにブラッシング時に痛みを感じプラークコントロールが不良になってしまったり，歯肉退縮を起こしている患者さんが多く見受けられます．そのようなときは，FGGを行い付着歯肉を獲得します．

　FGG時及び直後に供給側の出血が気になったり，術後の疼痛に悩まされることがあります．Nd：YAGレーザーを併用すれば，止血，疼痛緩和や創傷治癒効果があるためこれを回避することができ歯周治療が円滑に進みます[1]．

文献

1) 小林一行，山口博康，五味一博：歯周治療における高出力レーザーの応用．日レ歯誌，24（3）：127〜136，2013．

5 Er：YAGレーザーは歯周組織再生療法に有効です

こんな時使ってみよう

　歯周組織再生療法にEr：YAGレーザーを併用することにより，歯根表面の処理はもちろんのこと，従来の器具では困難であった骨縁下欠損内への到達が容易となります．また，不良肉芽の除去時に破壊された骨表面に堅固に付着した線維群を簡便に離断させることが，確実かつ迅速に行えるようになります．

術式とコツ

　組織再生誘導（GTR）法やエムドゲイン®（EMD）を用いた再生療法では，80 mJ・10 pps あるいは 40 mJ・20 pps，注水下（コンタクトチップ：C400F，C600F）の照射条件で，根面に対してチップを斜めかほぼ平行に接触させ，スウィーピングモーションで照射し，根面のデブライドメントを行います．また，残存する肉芽に対して破壊された骨表面に堅固に付着した線維を離断するために，骨との境界部にレーザー照射を根面に対する処置と同じ照射条件で行い肉芽を除去します．

　標的組織に対しレーザーチップを適切な角度をもって軽く接するようにして，前後，左右に動かしながら照射することがより効率を上げます．

★使用レーザー：Erwin AdvErL，モリタ製作所，京都．

Er：YAGレーザー併用によるエムドゲイン®（EMD）再生療法

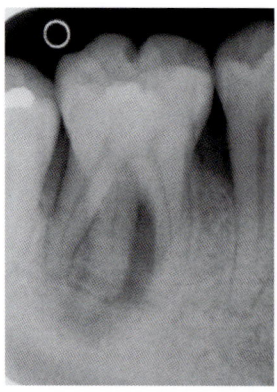

術前エックス線写真（6｜）　　　歯肉弁剥離翻転時

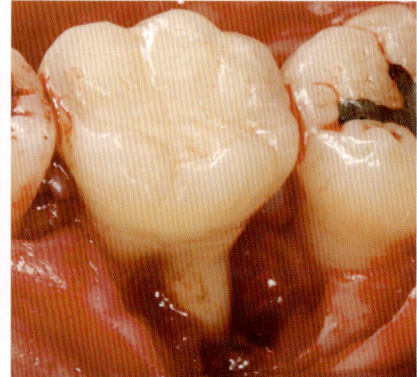

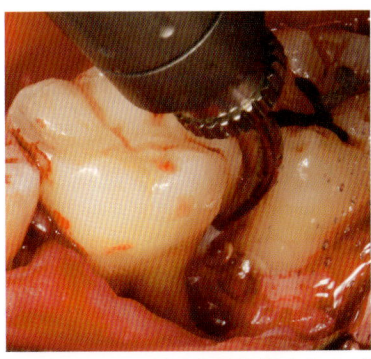

Er：YAG レーザーを骨欠損内および根面のデブライドメントに応用

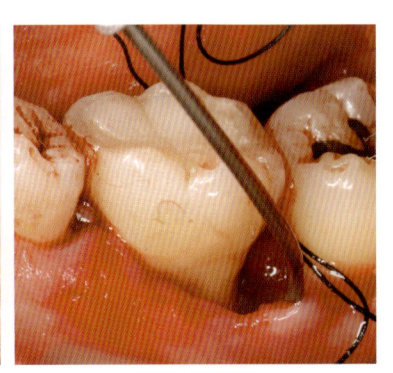

EMD 応用時

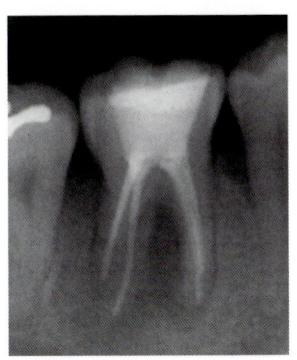

術後 6 カ月のエックス線写真

COLUMN

　F-op において Er：YAG レーザーにより根面のデブライドメントおよび肉芽組織除去が安全で効果的に達成できること，新生骨形成を促進する可能性があることが報告されています[1]．また，Er：YAG レーザーを骨欠損および根面のデブライドメントに応用し，従来の F-op に比べて有意にアタッチメントゲインが得られたことも報告されています[2]．さらに EMD を応用した再生療法において，Er：YAG レーザーによるデブライドメントの結果は，機械的手段による通法の治療成績と同等であり[3]，臨床成績も良好であること[4]が報告されています．このように Er：YAG レーザーの歯周外科治療への応用において，特に根面のデブライドメントや不良肉芽の蒸散は明視下で容易に達成でき，術後の創傷治癒は従来の機械的治療と同等，あるいはそれ以上であることが示唆されています．

文献

1) Mizutani K, Aoki A, Takasaki AA, Kinoshita A, Hayashi C, Oda S, Ishikawa I.：Periodontal tissue healing following flap surgery using an Er：YAG laser in dogs. Lasers Surg Med, 38（4）：314〜324, 2006.
2) Gaspirc B, Skaleric U.：Clinical evaluation of periodontal surgical treatment with an Er：YAG laser：5-year results. J Periodontol, 78（10）：1864〜1871, 2007.
3) Schwarz F, Sculean A, Georg T, Becker J.：Clinical evaluation of the Er：YAG laser in combination with an enamel matrix protein derivative for the treatment of intrabony periodontal defects：a pilot study. J Clin Periodontol, 30（11）：975〜981, 2003.
4) 小林一行, 山口博康, 五味一博：歯周治療における高出力レーザーの応用. 日レ歯誌, 24（3）：127〜136, 2013.

6 レーザー照射は歯肉メラニン色素沈着除去に有効です

こんな時使ってみよう

レーザー照射による歯肉メラニン色素沈着除去は，術式が容易です．照射時に出血も少なく，術中・術後の疼痛や感染を心配することなく，さらには創傷治癒が迅速で有効です．

術式とコツ

Nd：YAG レーザー

メラニン色素沈着部位に表面麻酔剤を塗布した後，部位選択的にレーザー光が作用するように，かつ深部まで熱影響が及ばないように墨汁を塗布します（レーザーによる表面麻酔も可能：CHAPTER1-1 参照）．そして，100 mJ・15〜20 pps の照射条件で歯肉にエアーをかけながら接触照射を行います．この時，ファイバーが一箇所に留まらないように動かしながら，墨汁を均一に蒸散するように照射します．この操作を3回繰り返し，1回目の処置とします．経過をみて，2〜3回繰り返します．
★使用レーザー：Denics Laser Nd：compact，Denics International，東京．

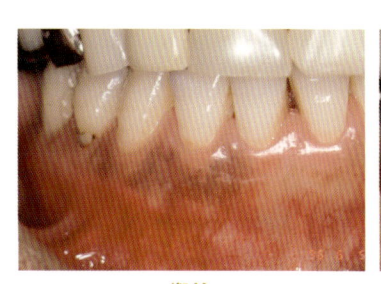

術前	メラニン色素沈着部位に墨汁を塗布
レーザー照射時	術後

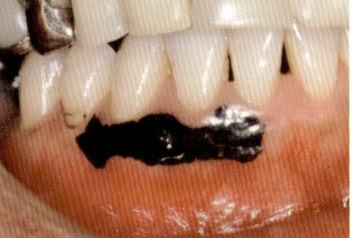

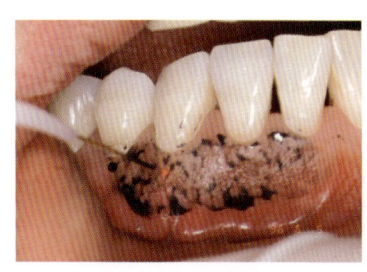

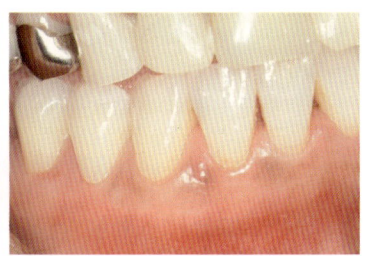

CHAPTER-2 外科的レーザー治療

Er：YAG レーザー

　各種のコンタクトチップの使用により，組織蒸散の位置および量の正確なコントロールが可能です．メラニン色素沈着部位に表面麻酔剤を塗布した後，40〜50 mJ・20 pps，注水下の照射条件でレーザーチップ（コンタクトチップ：C600F，C800F）を歯肉に対して角度をつけて斜め照射すると蒸散量が目視でき，照射中もメラニン色素を容易に視認できます．蒸散深さは，チップのアングルのつけ方によって調節します．

★使用レーザー：Erwin AdvErL，モリタ製作所，京都．

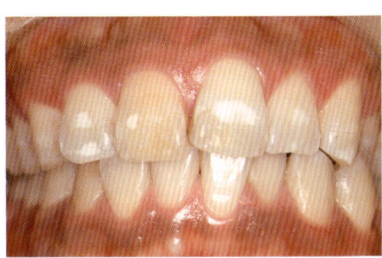

術前 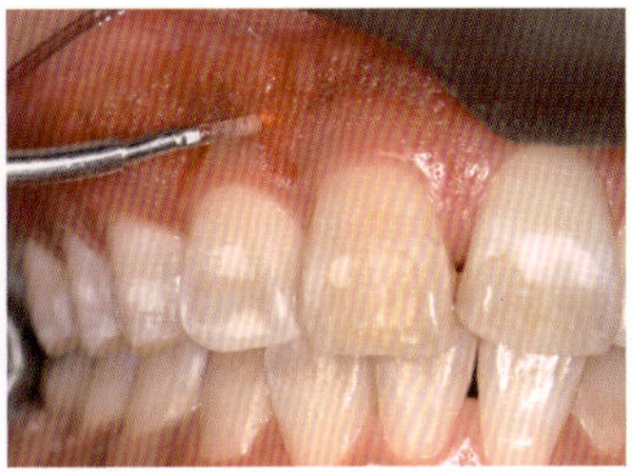　　　　　　　　　レーザー照射時

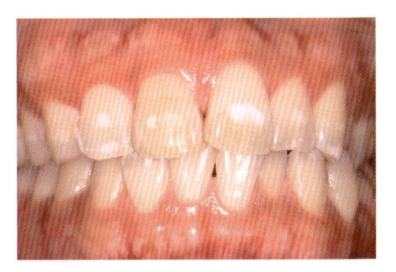

術後

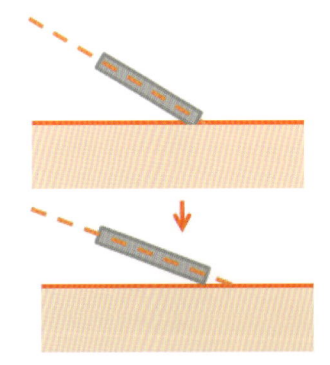

深部まで蒸散したい場合チップを立て，浅く蒸散したい場合はねかせて照射．

COLUMN

　各種レーザー（Nd：YAG，Er：YAG，CO_2）による歯肉メラニン色素沈着除去は，有効かつ安全であることが報告されています[1〜4]．

　既存の治療法は，機械的に削り取るか薬品で除去する方法が行われていますが，前者は健常歯肉に対する損傷が大きく，繊細な処置を行うことが困難であり，後者は薬の副作用や漏洩など問題があり，健常歯肉が化学的に損傷するおそれもあります．加えて両者とも手技的に熟練を要し，感染や疼痛を伴うことが考えられます．レーザー照射では，その特性から感染や術後疼痛は少なく，術式も容易で歯肉メラニン色素沈着除去に適しています．

文献

1) Ko HJ, Park JW, Suh JY, Lee JM.：Esthetic treatment of gingival melanin hyperpigmentation with a Nd：YAG laser and high speed rotary instrument：comparative case report. J Periodontal Implant Sci, 40（4）：201〜205, 2010.
2) 石井さやか，青木 章，川島庸子，渡辺 久，石川 烈：Er：YAG レーザーの歯肉メラニン除去への応用―術式ならびに臨床的予後評価について―．日レ歯誌, 13（2）：89〜96, 2002.
3) Nakamura Y, Hossain M, Hirayama K, Matsumoto K.：A clinical study on the removal of gingival melanin pigmentation with the CO_2 laser. Lasers Surg Med, 25（2）：140〜147, 1999.
4) 西田英作，三木 学，武藤昭紀，窪川恵太，片瀬剛士，内田啓一，阪中孝一郎，大原盛勝，大野友三，吉成伸夫：歯肉メラニン色素沈着症に対する歯科用（Er：YAG，CO_2）レーザーの着色除去効果．日レ歯誌, 23（1）：27〜32, 2012.

7 Er：YAG レーザーは歯根尖切除術に有効です

こんな時使ってみよう

　従来の歯根尖切除術では，骨や歯根の除去は回転切削器具で，肉芽の除去は手用の器具で取り除いていましたが，Er：YAG レーザーの使用により，前者においては器具による振動や騒音がなく歯肉を巻き込む危険性なしに，後者においては処置が容易にかつ効率的に行うことが可能となりました．

術式とコツ

　骨除去は 40～80 mJ・20 pps，歯根除去は 150～200 mJ・10 pps，掻爬は 30～50 mJ・20 pps，注水下（コンタクトチップ：C400F，C600F，CF600）で行います．歯根尖切除術の場合，囊胞は従来の手用器具で一塊で取れますので，囊胞壁にレーザーを直接作用させる必要はありません．また，通法ですと歯根裏面の肉芽掻爬は困難ですが，CF600 を併用することで容易にかつ効率的に行うことが可能です．
★使用レーザー：Erwin AdvErL，モリタ製作所，京都．

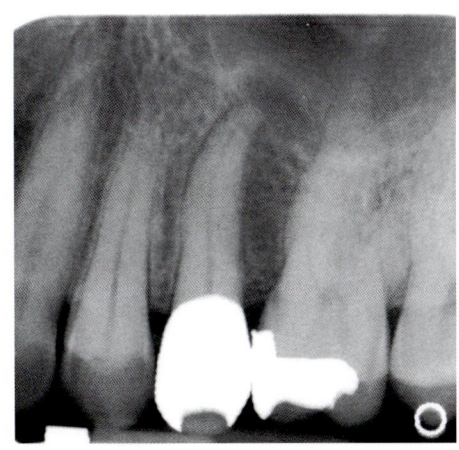

術前エックス線写真（|5）

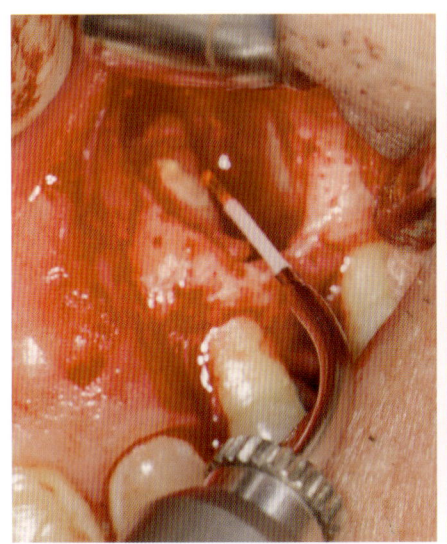

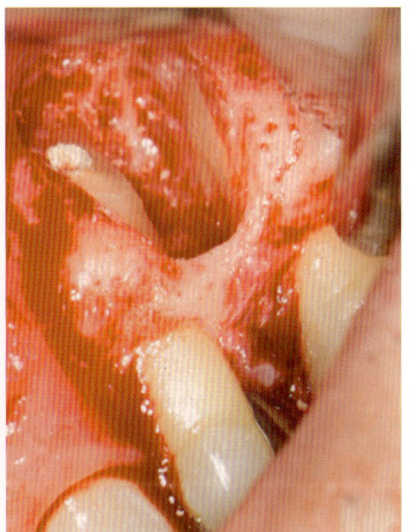

レーザー照射時　　　　　　　歯根尖切除，逆根管充填後

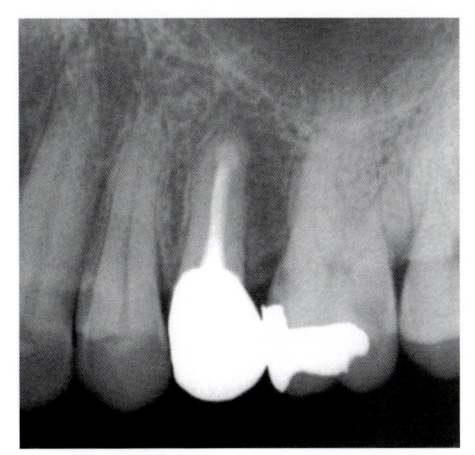

術後3年のエックス線写真

7-Er：YAGレーザーは歯根尖切除術に有効です

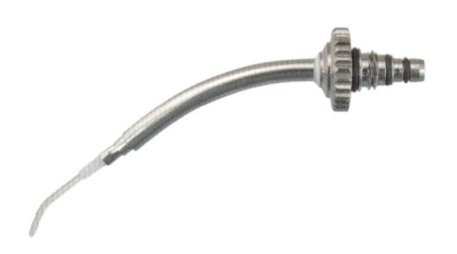

CF600

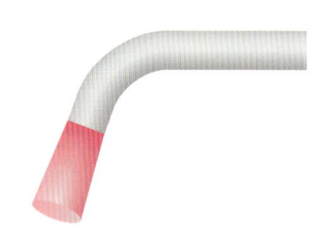

Er：YAG レーザーチップと照射方向の模式図

COLUMN

　Er：YAG レーザーによる歯根尖切除術では，根尖切除面にスミヤー層が存在せず[1]，細胞接着能が高く[2]，さらに，殺菌効果も期待できます[3]．また，術中の振動がないため患者さんの不快感を軽減し，肉芽組織を容易に除去でき，さらに，露出した歯槽骨内面にレーザーを照射し，骨面からの出血を促進させることで骨の再生も速やかに起こることが考えられます．したがって，術後疼痛が現れにくく良好な経過をたどります．

文献
1) 海老原 新，関根義朗，竹田淳志，須田英明：Er：YAG レーザーの根尖切除術への応用に関する基礎的検討．日レ歯誌，8（1）：23〜30，1997.
2) Bolortuya G, Ebihara A, Ichinose S, Watanabe S, Anjo T, Kokuzawa C, Saegusa H, Kawashima N, Suda H.：Initial fibroblast attachment to Erbium：YAG laser-irradiated dentine. Int Endod J, 44（12）：1134〜1144, 2011.
3) 安生智郎，渡辺 聡，三枝英敏，海老原 新，須田英明：Er：YAG レーザー照射による根管内殺菌効果に関する研究．日レ歯誌，19（2）：58〜63，2008.

CHAPTER-3
こんな処置にも応用できるレーザー治療

1 Nd：YAG レーザーは歯肉圧排に有効です

こんな時使ってみよう

　歯肉圧排は綿糸により行いますが，出血を伴う疎水性のシリコン印象では綿糸だけでは確実な止血効果が得られません．複雑な印象操作で止血が困難な処置では，チェアタイムの予想が困難となり時間がかかります．レーザーによる歯肉圧排は短時間で，止血効果も得られ比較的簡単な処置で歯肉圧排が可能となります．

術式とコツ

　圧排する術野に対してNd：YAGレーザーを表面麻酔（100 mJ・10 pps）効果もしくはゲル状，スプレーなどの表面麻酔剤を用いて表面麻酔後，Nd：YAGレーザー（80 mJ・50 pps），または，半導体レーザーの連続波1.0 Wで照射します．レーザー照射時に疼痛が出現していないことを確認後，再度照射を続けます．止血され，マージンが確認後，印象採得します．

★使用レーザー：Denics Laser Nd：compact, Denics International，東京．

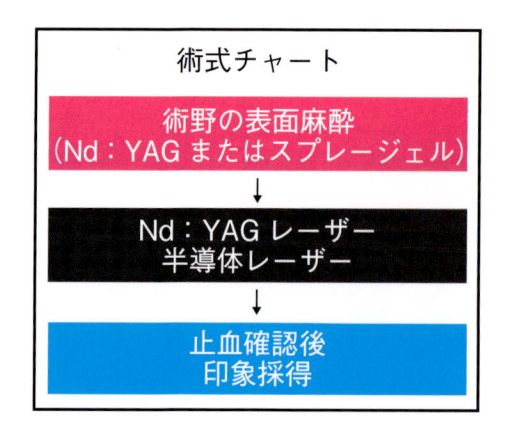

術式チャート

術野の表面麻酔
（Nd：YAGまたはスプレージェル）
↓
Nd：YAGレーザー
半導体レーザー
↓
止血確認後
印象採得

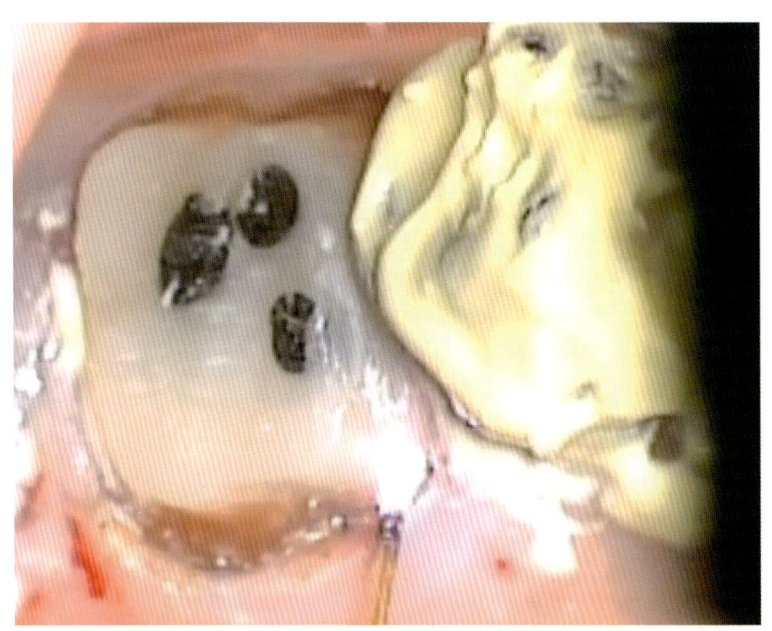

Nd：YAG レーザーによる歯肉圧排
隣接歯の FMC には誤照射防止のため歯面研磨ペースト塗布

COLUMN

　歯肉圧排操作は印象採取時，隔壁作製時では歯肉からの止血，滲出液などの排除のため，通法では圧排綿糸により行いますが，処置が複雑であり，時間がかかります．レーザーによる歯肉圧排は短時間で，またレーザー照射により比較的簡単な処置で歯肉圧排が可能となります．そのためチェアタイムも短縮でき，診療効率も改善可能です．

1-Nd：YAG レーザーは歯肉圧排に有効です

2 Nd：YAG レーザーは変色歯の漂白に有効です

こんな時使ってみよう

　無髄歯の漂白（Waking Bleach 法）の場合，根管内に練和した漂白剤ペーストが体温による温度上昇で漂白効果が高まります．このメカニズムをレーザーに応用することにより，局所の漂白剤の温度上昇効果が可能となります．

術式とコツ

　Nd：YAG レーザーは，漂白剤である過ホウ酸ナトリウムと30％過酸化水素のペーストの温度を上昇させることにより，漂白効果を高めます．根管内のガッターパーチャを除去後，外部吸収防止にセメントを裏層します．スミヤー層を除去後，通法に従い過ホウ酸ナトリウムと30％過酸化水素をガラス練板上でペーストにし，根管内に塗布し，100 mJ・15〜20 pps で歯にエアーをかけ，冷却しながら照射します．漂白効果は即時に認められますが，後戻りもあるので，目標とする隣接歯より明度が得られたところで当日のホワイトニングを終えます（次図）．
★使用レーザー：Denics Laser Nd：compact，Denics International，東京．

レーザーを用いた無髄歯漂白効果

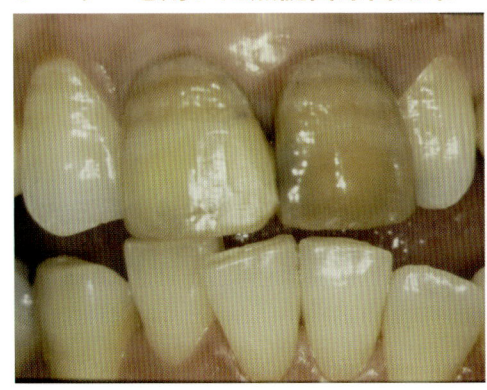

術前

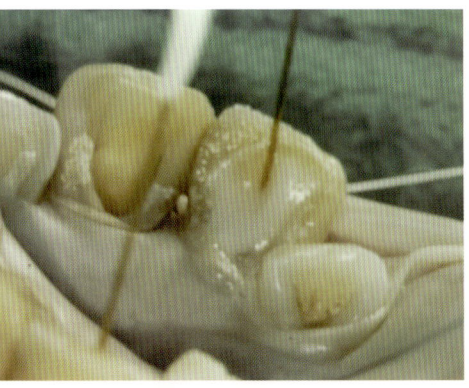

漂白剤を根管に塗布後レーザー照射

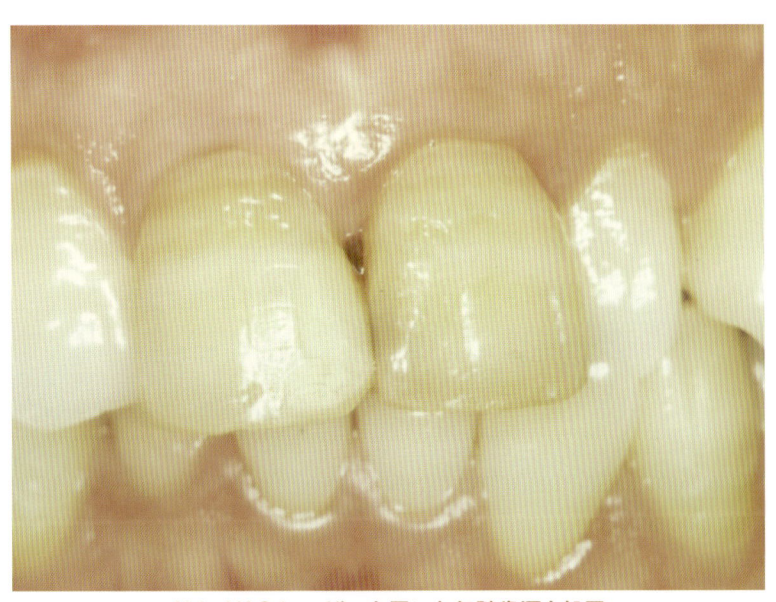

Nd：YAG レーザーを用いた無髄歯漂白処置

COLUMN

漂白剤の温度上昇により，漂白効果は高まります．従来のランプを用いた漂白は，光源のランプにより光と熱による化学反応促進を利用して漂白効果を高めますが，歯以外の顔面部の温度上昇を伴うため，効率的な温度上昇効果とはいえません．レーザーを用いた漂白効果は，ファイバーを根管に挿入し，漂白剤の局所の温度を上昇させ，漂白効果を高めます．しかしながら，高温度になりすぎないよう，エアーをかけながら，患者に声かけしながら照射をすることが重要です．

3 Nd：YAG レーザーは失活抜髄時のレーザー麻酔に有効です

こんな時使ってみよう

失活抜髄法

　Nd：YAG レーザーは麻酔効果を有しているため，慢性潰瘍性歯髄炎の抜髄症例（急性歯髄炎では疼痛が生じるため不可）において従来の切削器具（エアータービンおよびエンジン）を用いて露髄（歯髄の露出）までは可能です．次に歯髄失活剤を用いて，失活抜髄を行います．この術式の応用により，浸潤麻酔奏功の難しい症例（エピネフリンなどの血管収縮剤の使用できない症例など）に応用が可能です．

術式とコツ

失活抜髄症例

　左上犬歯慢性潰瘍性歯髄炎の診断下で，Nd：YAG レーザーにて根尖相当部に 15 cm 程の距離から 20 秒間の予備照射後，次に術野に墨汁を塗布し，120 mJ・10 pps で 2〜3 cm の距離から予備照射と同様に 30 秒間照射を 2 回行います．ラバーダム防湿時にも疼痛なく，タービンにて軟化象牙質除去，露髄まで切削が可能です．
　しかしながら，抜髄（歯髄の摘出）は，このレーザーによる麻酔効果だけではできません．ファイル挿入により疼痛が生じ，このとき根管長測定器では根尖まで到達できません．これ以上のレーザーでの疼痛緩和効果は得られないため，失活剤（パラホルムアルデヒド製剤）と疼痛抑制の目的でカンファカルボールを根管内に貼付し仮封し，当日の治療を終了とします．次回の治療では失活剤の作用のため，疼痛無く拡大形成が可能となります．通法に従い，根管拡大洗浄，貼薬後，根管充填を行います．
★使用レーザー：Denics Laser Nd：compact，Denics International，東京．

術式チャート
不可逆性慢性歯髄炎の確認

Nd：YAG レーザー麻酔　予備照射
（120 mJ・10 pps：10～20 秒）
↓
墨汁塗布照射
（120 mJ・10 pps：30 秒　2 回）
H_2O_2 綿球等にて墨汁を除去
↓
髄腔開拡（露髄・失活剤塗布・仮封）
↓
通法の根管拡大・洗浄・乾燥・貼薬・根管充填

失活抜髄術式

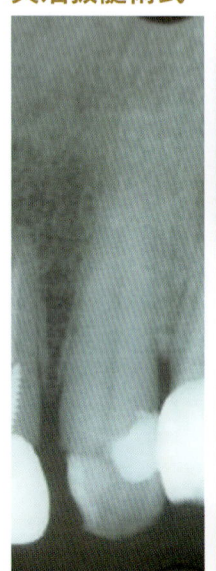

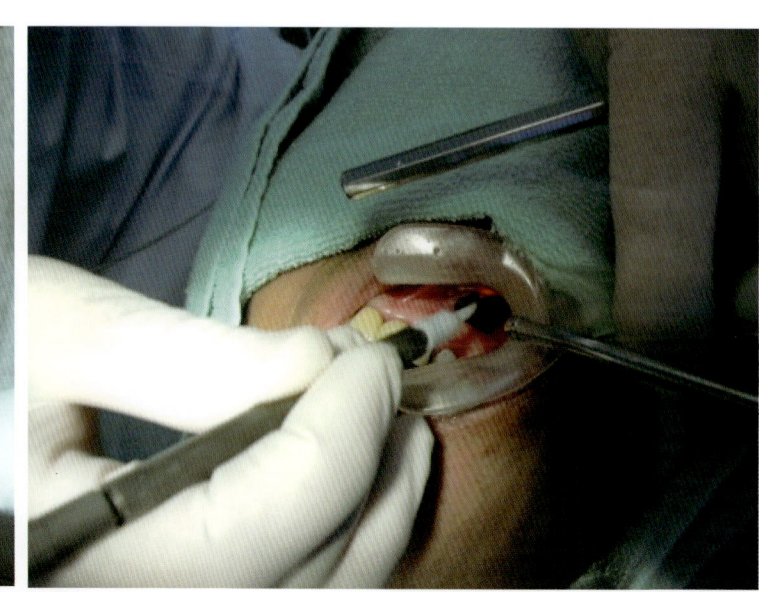

a）術前のエックス線写真，歯髄にまでう蝕は到達し，慢性潰瘍性歯髄炎と診断（不可逆性慢性歯髄炎）

b）|23 根尖相当部にレーザー麻酔を行う

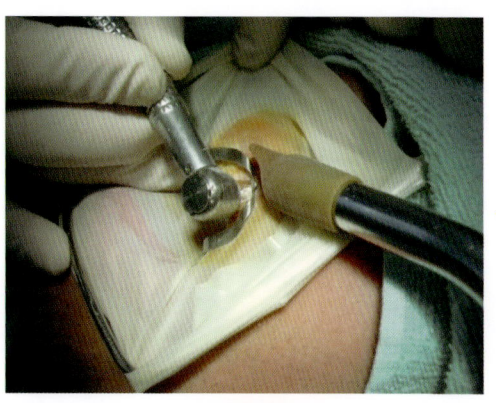

c）髄腔開拡

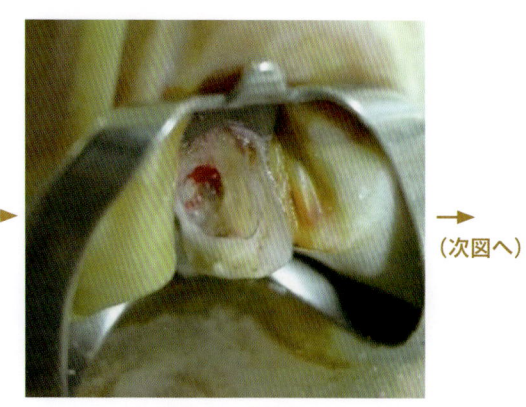

d）露髄まで疼痛なし

→（次図へ）

3-Nd：YAG レーザーは失活抜髄時のレーザー麻酔に有効です

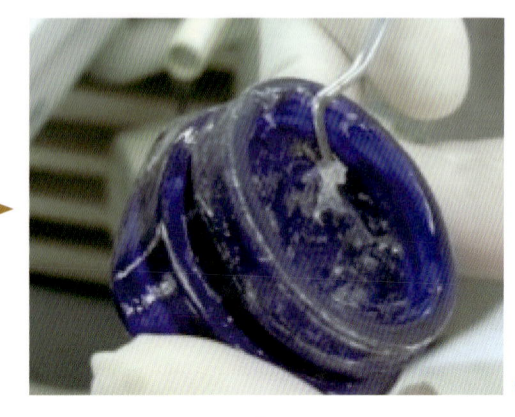

e）失活剤の髄腔への塗布

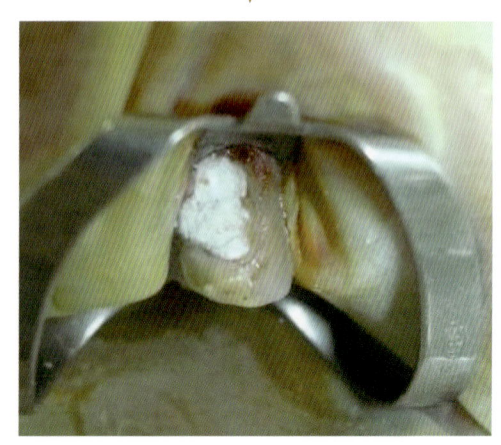

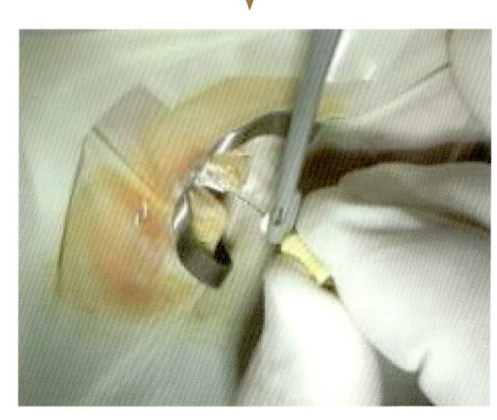

f）仮封

g）次週拡大形成，通法に従い根管充填へ

COLUMN

組織透過型レーザーは疼痛緩和効果を有しますが，Nd：YAGレーザーの根尖相当部への照射効果によって，有髄歯の疼痛閾値は未照射のコントロールに比較して約10℃の温熱刺激閾値の上昇効果が得られます[1]．超高齢社会を迎え，有病者の治療が多くなることから心疾患など，浸潤麻酔中に含まれる血管収縮剤のエピネフリンを使用しない治療，観血的処置が制限されることが予想されます．

急性歯髄炎であっても，鎮静後，慢性歯髄炎に移行してから本歯髄処置を行えば，浸潤麻酔を使用せず失活抜髄処置が可能となります．慢性潰瘍性歯髄炎の抜髄症例[2]において，従来の切削器具（エアータービンおよびエンジン）を用いて露髄（歯髄の露出）までは可能です．

次に歯髄失活剤を用いて，失活抜髄を行うことができます．この疼痛緩和の作用機序として，組織透過型[3]であるNd：YAGレーザーは照射されたレーザー光が神経線維に影響し，神経放電を可逆的に抑制することにより閾値の上昇効果が得られたと考えられます．この作用機序として，Tsuchiya[4]らは半導体レーザーをラット伏在神経に照射したところ，Aδ，C線維の活動が抑制されていることから波長が近接し，組織透過型である半導体レーザーの使用はNd：YAGと類似した疼痛緩和効果が得られていることが考えられるとしています．

照射方法について

Nd：YAGレーザーを用いて疼痛緩和効果を得るためには，適正な照射条件の設定が重要です．Nd：YAGレーザーの疼痛緩和効果は，神経線維の神経放電が抑制された状態に起因すると考えられています[3]．

これは関根によると，基礎実験においてアフリカツメガエルの触覚神経線維束を使用し，一定量のレーザー照射を行うことにより，神経放電を可逆的に抑制することが可能となりました[3]．しかしながら，照射エネルギーが一定値を超えると神経放電の可逆的な伝導抑制効果が得られず，不可逆的な抑制となることから[3]過剰な照射により，周囲組織の熱損傷，神経線維の熱変性も生じます．さらにファイバーを固定照射した場合，組織の熱蓄積が生じ，不可逆な神経放電抑制状態となることが明らかとなりました[3]．これを防ぐ目的で，レーザーのファイバーは照射部位に対してスウィーピングモーションが有効であり，レーザーの照射条件の設定，照射方法の選択，冷却の必要性などが重要です．

文献

1) Yamaguchi H, Kobayashi K, Arai T.：In vivo evaluation of human pulp sensitivity after Nd：YAG laser irradiation．Journal oral of laser applications，5：81〜84．2005．
2) 山口博康，掛川文子，八島章博，村上美穂，長野孝俊，金指幹元，塩高顕一郎，新井 髙：Nd：YAGレーザーの失活抜髄への応用（症例報告）．日レ歯誌，18：111〜115，2007．
3) 関根章子，柳沢 隆，浅沼 厚：Nd：YAGレーザーによる疼痛緩和効果の理想的な照射条件．日歯保存誌，49：407〜414，2006．
4) Tsuchiya K, Kawatani M, Takeshige C, Sato T, Matsumoto I.：Diode laser irradiation selectively diminishes slow component of axonal volleys to dorsal roots from the saphenous nerve in the rat．Neurosci Lett．14：161：65〜68，1993．

4 Nd：YAGレーザーはガッタパーチャ除去に有効です

こんな時使ってみよう

再根管治療に際し旧根管充填物のガッターパチャ除去には，苦慮することが多いです．

熱可塑性であるガッタパーチャは，ユーカリ成分で溶解除去，物理的にファイルや回転切削器具であるゲイツ，ピーソーリーマなどでの除去が可能です．しかしながら，Nd：YAGレーザーは，局所に熱を加えることができるため，ガッタパーチャ除去が可能です．

術式とコツ

Nd：YAGレーザーを使用して，80〜100 mJ・20 pps〜50 ppsの照射条件で直接レーザー光でガッタパーチャ軟化除去をします．根尖孔の近くになりましたら，従来のファイルとユーカリ成分を使用してクラウンダウン法により根管長測定器を使用しながら除去します．

★使用レーザー：Denics Laser Nd：compact，Denics International，東京．

レーザーを使用した根管充填材の除去

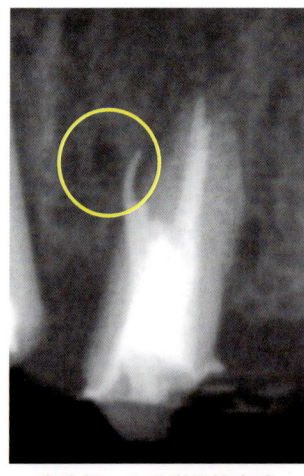

穿孔部への過剰根管充填　　　　Nd：YAGレーザー

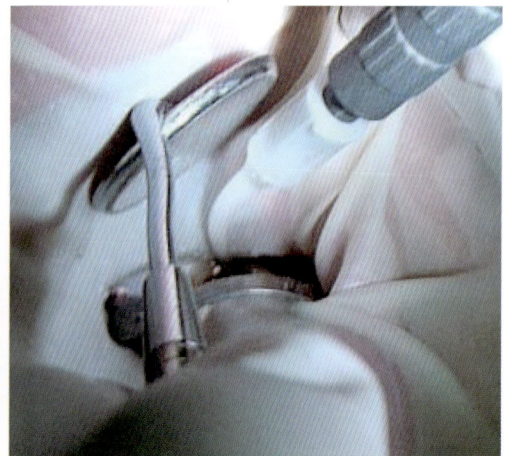

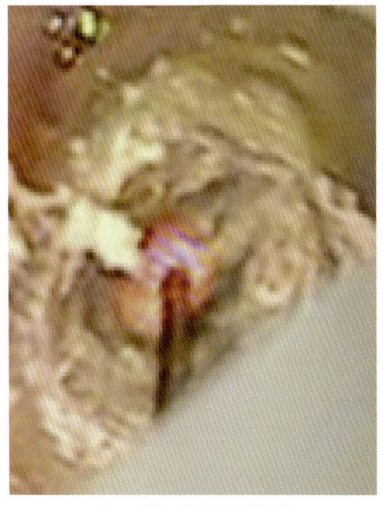

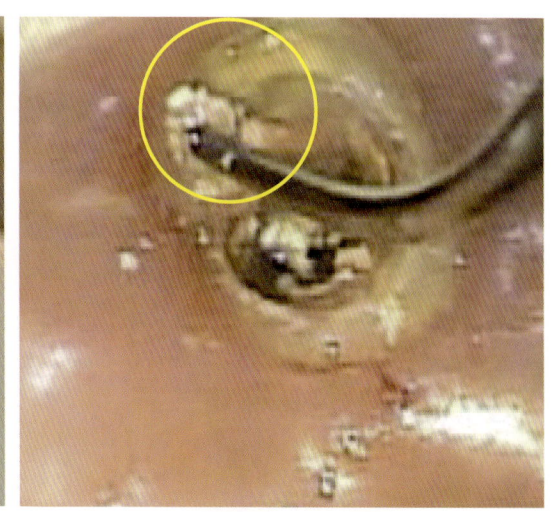

レーザーによる除去　　　　　　　　過剰充填ポイント除去

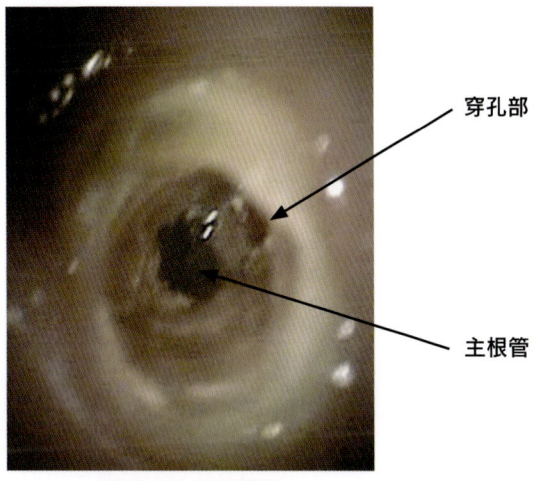

穿孔部
主根管

除去された充填物　　　　　　　　再根管充填

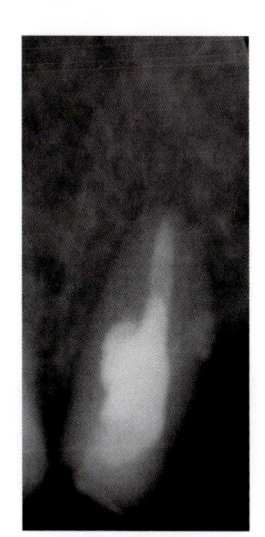

COLUMN

　根管充填後長期間経過したガッタパーチャ除去は苦慮します．ガッタパーチャ除去は機械的に除去することが可能であれば，超音波スケーラーの使用，回転切削器具であるゲイツグリテンバー，ピーソーリーマなど，探針とユーカリ成分などで機械的に除去します．
　しかしながら，機械的に除去の困難症例にはレーザーが有効です．特に，急性化膿性根尖性歯周炎では根尖周囲の内圧が上昇しているため，著しい疼痛が生じます．この除去の際，回転切削器具では根尖方向への圧力が生じるため，疼痛が生じます．Nd：YAGレーザー使用による局所に熱を加えることで，疼痛を抑えながらガッタパーチャを除去することが可能です．

4-Nd：YAGレーザーはガッターパーチャ除去に有効です

5 Nd：YAGレーザーとフッ化ジアンミン銀を併用することで感染歯質の固定が可能です

こんな時使ってみよう

　感染根管の根管象牙細管中には細菌感染が生息することにより，治癒が望めません．根管象牙細管中の細菌を除去するためには，ファイリングによる感染象牙質の除去，洗浄，スミヤー層をEDTA製剤の超音波洗浄を行いますが，改善が得られない場合には，根管内の象牙細管中の細菌の固定をフッ化ジアンミン銀（サホライド）で行います．

術式とコツ

　根管内の感染象牙質は，う蝕検知液を使用して除去します．しかしながら，慢性う蝕の場合，除去せず保存可能症例も認められます．スプーンエキスカなどで滑沢化した慢性う蝕は保存可能で，これらのう蝕は切削せずEDTA製剤で超音波洗浄し象牙細管を開口後，フッ化ジアンミン銀（サホライド）を作用することにより象牙細管中の細菌に対し，バイオフィルムに作用します．塗布後Nd：YAGレーザー照射100 mJ・10～15 ppsで照射します．また，イオン導入法も効果的です．
★使用レーザー：Denics Laser Nd：compact，Denics International，東京．

難治性根尖性歯周炎へのフッ化ジアンミン銀併用のイオン導入・レーザー照射

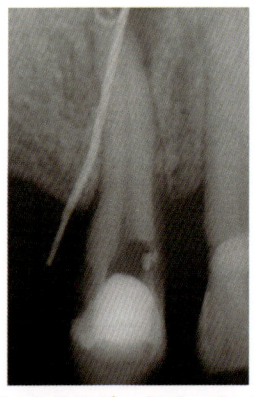

図1　フィステルガッタパーチャ造影：根尖部にポイントが到達している．通法の根管治療ではフィステルが消失せず（難治性根尖性歯周炎）

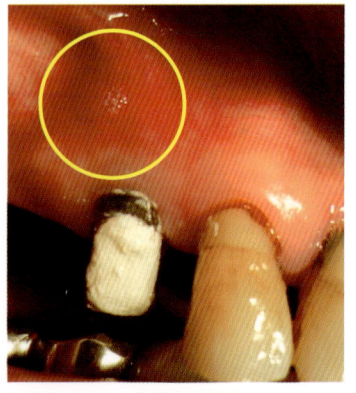

図2　根管内をEDTA製剤の効果でスミヤー層を超音波洗浄により除去後，フッ化ジアンミン銀を根管内に作用しNd：YAGレーザー100 mJ・10 ppsで照射後，イオン導入の併用によりフィステル縮小

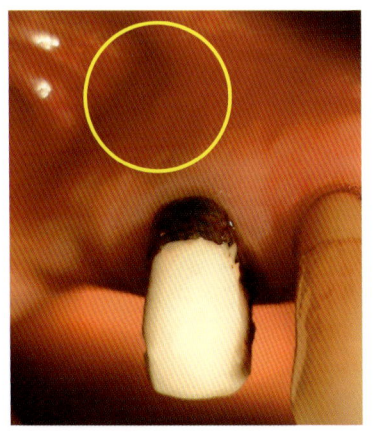

術式チャート

通法の根管治療：根管内のスミヤー層除去
（EDTA水溶液の超音波洗浄）
↓
フッ化ジアンミン銀の根管内塗布，
Nd：YAGレーザーの根管内照射
またはイオン導入
↓
象牙細管内の細菌固定

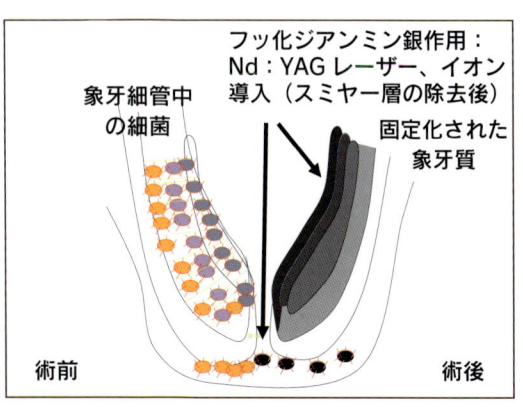

図3 フッ化ジアンミン銀により歯質は黒色に変化する（象牙細管内の細菌の固定効果）

根尖孔外のバイオフィルム形成：固定化されたバイオフィルム

COLUMN

近年，バイオフィルム感染より根尖孔外のバイオフィルムにフッ化ジアンミン銀を到達させるためには，イオン導入法が有効とされています．この術式により緑膿菌，真菌などの難治性根尖性歯周炎の感染にも小山[1]は有効であること報告しています．

横山[2]らは，象牙細管中の細菌の固定をフッ化ジアンミン銀（サホライド）で行い，固定される深さについてフッ化ジアンミン銀の塗布＜Nd：YAGレーザー＜イオン導入により，完全に固定が可能となることを報告しています．今後，Nd：YAGレーザーとフッ化ジアンミン銀の併用による感染象牙質の固定，除去の術式が応用，構築[3]されていることと考えられます．

文献

1) 小山隆夫，小山健太郎，中野雅子・ほか：根管模型を用いたイオン導入法に関する細菌学的研究—Candidaalbicans に対して—．日歯保存誌，43：532～539．2000．
2) Yokoyama K, Matsumoto K, Murase J.：Permeability of the root canal wall and occlusion of dentinal tubules by Ag (NH3) 2F : a comparison of combined use with pulsed Nd:YAG laser or iontophoresis. J Clin Laser Med Surg., 18 (1): 9～14, 2000.
3) 山口博康，高瀬英世，林 忠義，黒瀬慎太郎，柏井崇弘，近藤（鏑木）由佳，澤屋敷沙織，市古敬史，矢作保澄，小林一行：難治性根尖性歯周炎における高出力レーザーの応用．日レ歯誌，23：151～155，2012．

6 Er：YAG レーザー照射によりバイオフィルム除去が可能です

こんな時使ってみよう

難治性根管治療中の根尖孔外のバイオフィルム感染が80％関連しています．根尖性歯周炎で，根管治療が長期間継続しているのにフィステルが消失しない場合，根尖孔外のバイオフィルムの除去が必要と考えられます．また，根管充填後，補綴され，除去が困難な症例についてはフィステルの生じている場合，歯根端切除手術が適応症です．しかしながらEr：YAGレーザーを照射し，バイオフィルムを除去することが可能と考えられます．

術式とコツ

フィステルよりガッタパーチャ造影によりバイオフィルム感染部位を確認し，浸潤麻酔後，照射条件としては80 mJ・20～25 pps でフィステルからのレーザー照射を行います．1回の照射ではフィステルは減少しませんが，数回の操作でフィステルは減少していきます．それでも改善が得られない場合は，歯根端切除も必要です．（Er：YAGレーザーはエアーによる気腫も生じる可能性があり注意が必要です）

★使用レーザー：オサダエルファイン：osada 東京．

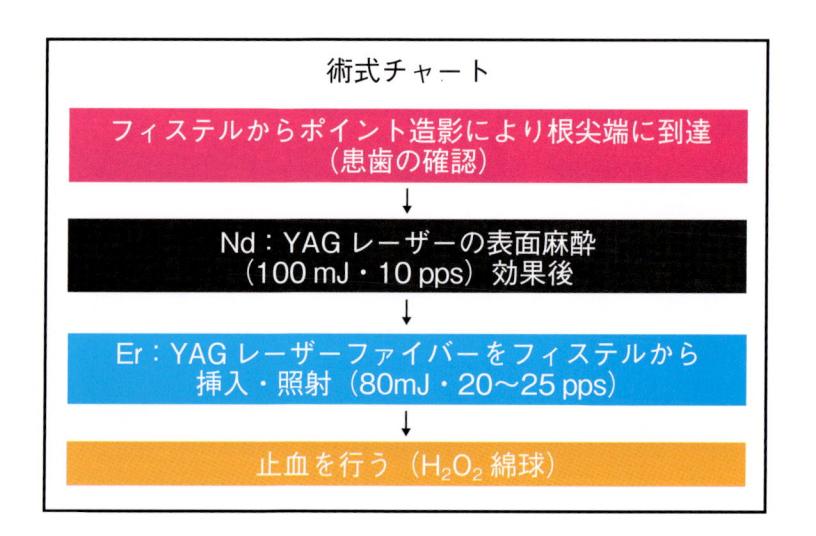

術式チャート

フィステルからポイント造影により根尖端に到達（患歯の確認）
↓
Nd：YAGレーザーの表面麻酔（100 mJ・10 pps）効果後
↓
Er：YAGレーザーファイバーをフィステルから挿入・照射（80mJ・20～25 pps）
↓
止血を行う（H_2O_2綿球）

フィステルからのレーザー照射

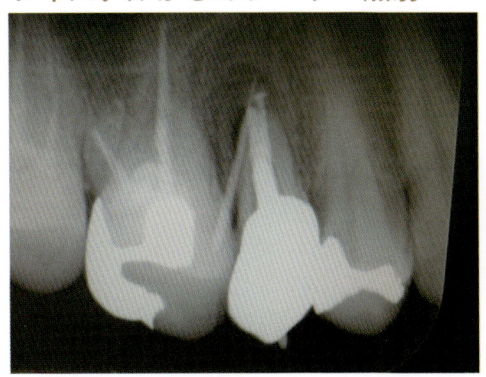

図1 フィステルからポイント造影
慢性根尖性歯周炎の再発（フィステルからポイント造影により根尖端に到達）

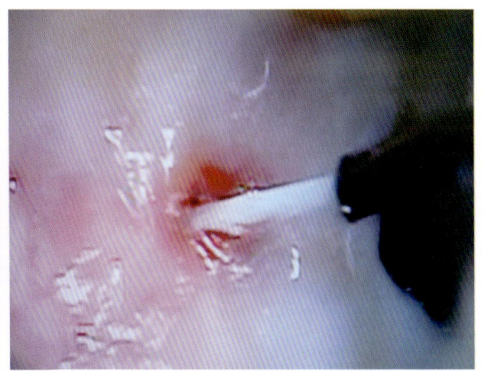

図2 ファステルから照射
Nd：YAGレーザーの表面麻酔（100 mJ・10 pps）または表面麻酔剤ペースト塗布
Er：YAGレーザーファイバーをフィステルから挿入・照射

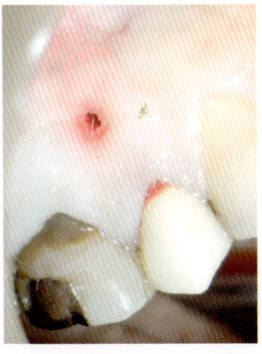

図3 照射後止血を行う（H_2O_2 綿球）

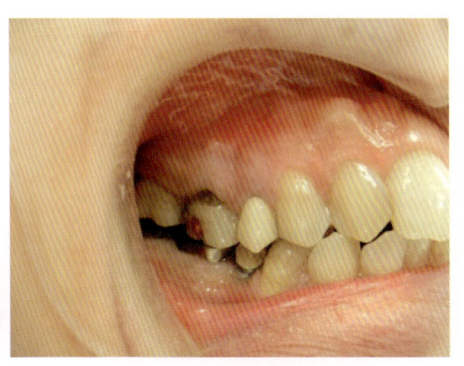

図4 フィステル消失傾向

COLUMN

野杁は，根尖孔外のガッタパーチャにバイオフィルム[1]の認められることを報告しました．このバイオフィルムの除去可能[2]なレーザーはEr：YAGレーザーであることを報告しています．そのため，今後は根管形成中のEr：YAGレーザー照射は，バイオフィルム感染予防の観点からも重要と考えられます．

文献

1) Noiri Y, Ehara A, Kawahara T, Takemura N, Ebisu S. ：Participation of bacterial biofilms in refractory and chronic periapical periodontitis. J Endod. 28（10）：679～83. 2002 Oct.
2) Noiri Y, Katsumoto T, Azakami H, Ebisu S. ：Effects of Er：YAG laser irradiation on biofilm-forming bacteria associated with endodontic pathogens in vitro. J Endod. 2008 Jul：34（7）：826-9. doi：10. 1016/j. joen. 2008. 04. 010. Epub 2008 May 22.

7 組織透過型レーザーは穿孔部肉芽の除去（穿孔部修復）に有効です

こんな時使ってみよう

歯内療法において，根管内の根管壁にクラック，穿孔，破折，根尖孔周囲に細菌感染が生じ，これらが原因で疼痛が消失せず，長期経過をたどる症例が難治性根尖性歯周炎です．

また，長期間の根管治療の結果，根尖孔が大きく形成され，滲出液，排膿，肉芽が根管内に入り込むことにより，根管治療のファイルで接触痛が生じます．

近年，マイクロスコープを使用しての根管内のクラック，穿孔の診断，根尖孔周囲の病態が観察可能となり，さらにレーザーを使用しての肉芽の除去，根管内穿孔部止血，クラックの蒸散することにより，レジンを使用しての封鎖処置が可能となりました．

術式とコツ

この処置には麻酔下で，Nd：YAGレーザー（50 pps・80～100 mJ），または半導体レーザー（CW1.0～1.5W）を使用し，肉芽の除去蒸散後，感染象牙質を切削除去後，接着修復により穿孔部の封鎖を行います．これらの診断処置は拡大鏡，マイクロスコープによる処置により精度が確実に上昇します（図1～6）．

根管長測定器を用いて穿孔部を検出後（図1，2），低粘性レジンで穿孔部を封鎖します．

穿孔部の封鎖状況については根管長測定器で，再度インピーダンス試験でリーク状況を確認します（図1，2）．

★使用レーザー：半導体レーザー（P-Laser，パナソニックデンタル社製，2006）（図2）
　　　　　　　　半導体レーザー（styla，DISCUS DENTAL USA）CW 1.2W（図4）

* 穿孔部

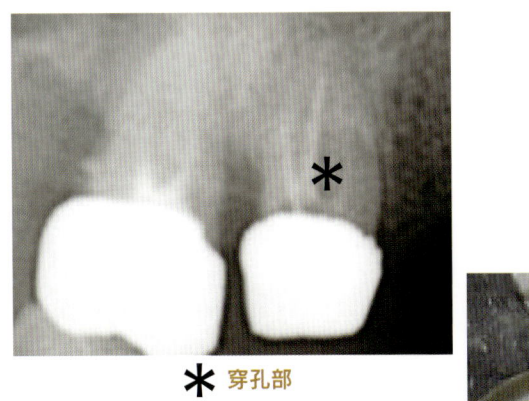

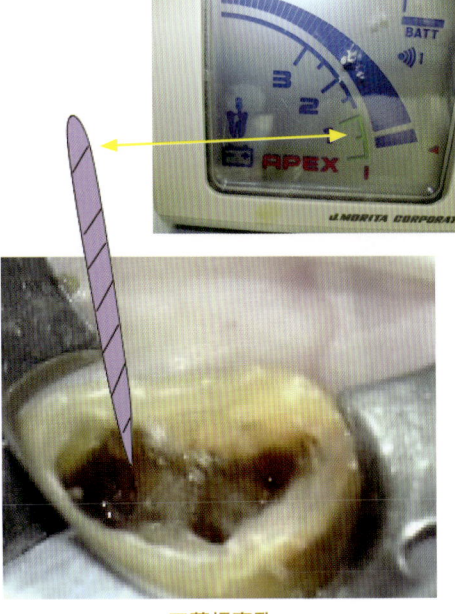

口蓋根穿孔

図1 髄床底穿孔（口蓋根近心壁）
インピーダンス測定の結果，リークが認められる．また出血も認められる

浸潤麻酔後，P-LASER 連続波 1.5 W でリーク部の止血

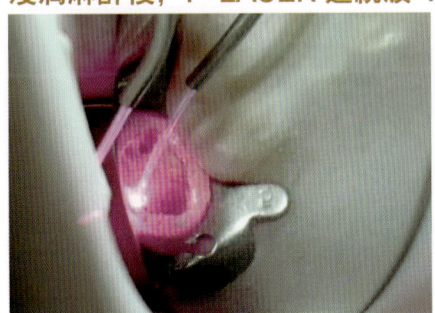

穿孔部を半導体レーザーで止血（1.5 WCW）

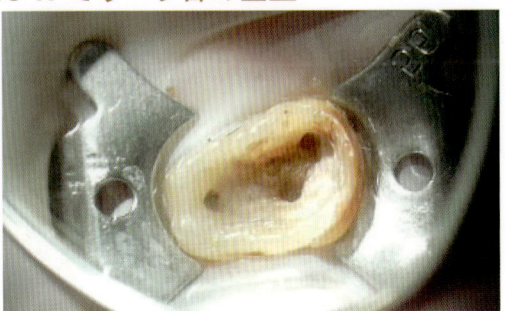

口蓋部穿孔は封鎖された

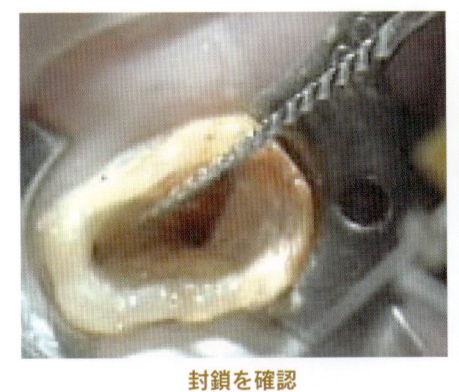

封鎖を確認
電気的根管長測定器を用いて
穿孔部が封鎖されたことが確認できる

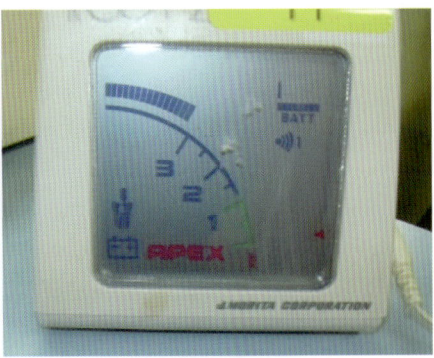

リークは認められない

図2 髄床底穿孔

7- 組織透過型レーザーは穿孔部肉芽の除去（穿孔部修復）に有効です

マイクロスコープ症例

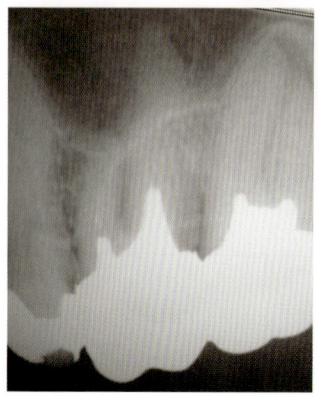

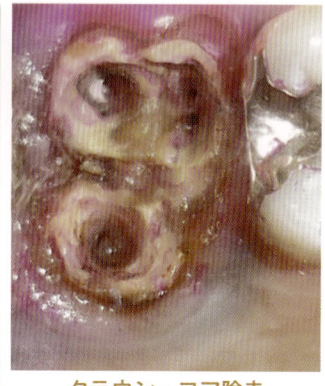

術前エックス線写真　クラウン・コア除去　う蝕除去

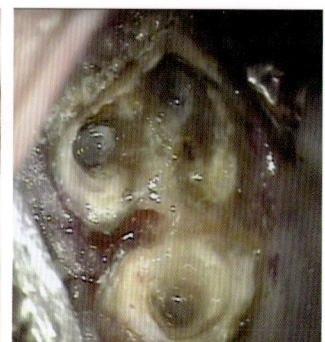

図3

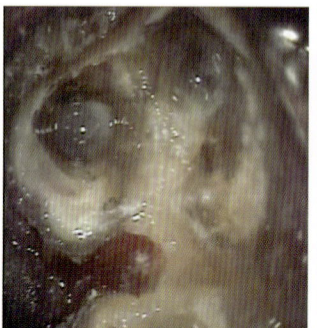

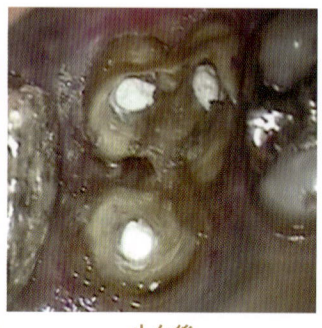

出血欠損した髄床底　止血後 水硬性セメントによる根管口の一時的封鎖　半導体レーザーの止血

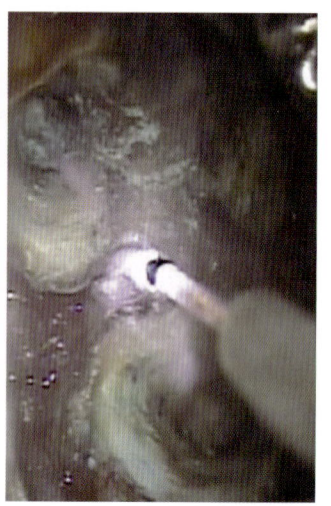

図4

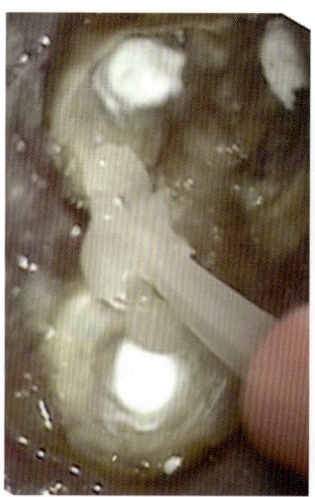

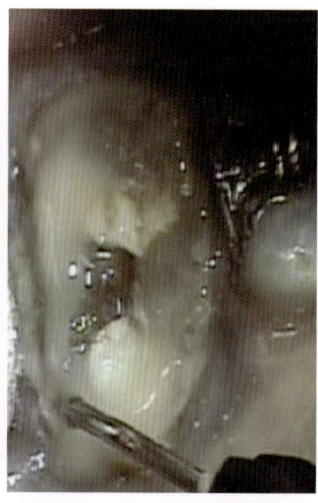

スーパーボンドによる髄床底形成　低粘性レジンによる隔壁作製　隔壁完成

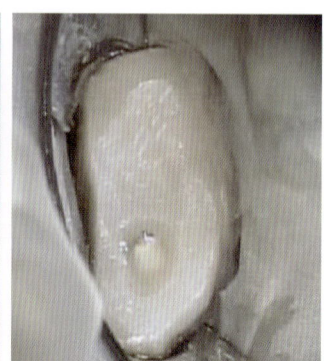

図5

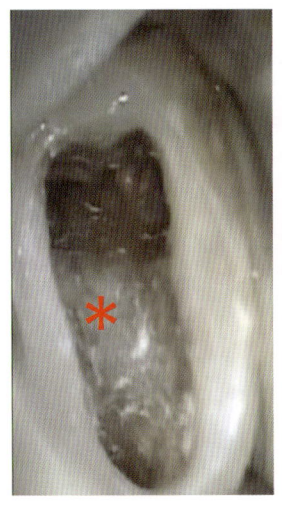

根管口明示
根管治療開始

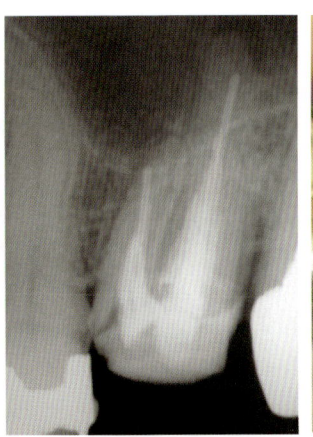

根管充填後

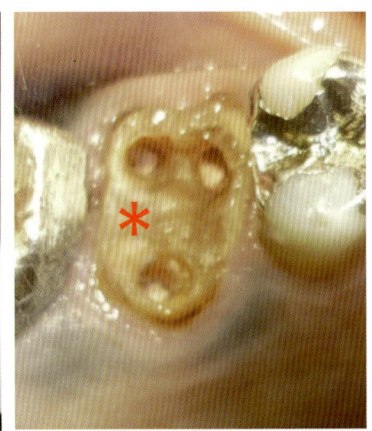

∗ 再建された髄床底（コア形成）

図6

COLUMN

　難治性根管治療は根管内を直視できず，原因が明らかとならないまま，長期間の根管治療しているため生じます．この根管壁にはクラック，穿孔，破折が生じ，根尖周囲からの細菌感染により肉芽が生じている場合があります．根管内に穿孔が伴う場合，歯周組織と交通し肉芽が根管内に入り込んでいる症例，根管内のクラック，穿孔の処置にはマイクロスコープ観察下による診断，レーザーを使用しての肉芽の除去，感染象牙質の除去により健全な象牙質の接着を得ることが可能となりました．特に，光重合レジンで髄床底の穿孔部には確実な接着修復が可能となりました．また，光が到達しない部位においては，スーパーボンド，またマージンの設定が困難な症例にはMTAが有効です．

文献

1) 山口博康，高瀬英世，林 忠義，黒瀬慎太郎，柏井崇弘，近藤（鏑木）由佳，澤屋敷沙織，市古敬史，矢作保澄，小林一行：難治性根尖性歯周炎における高出力レーザーの応用．日レ歯誌，23：151～155．2012．

索 引

あ
アフタ　14

い
イオン導入　49
イオン導入法　48
インピーダンス試験　52
印象採得　10
飲食物の摂取　14

え
エムドゲイン® (EMD)　30

か
ガッタパーチャ　46
ガッタパーチャ除去　46, 47
ガッタパーチャ造影　50
開口　10
開口可能　10
潰瘍性病変　14
拡大鏡　52
顎関節症　10
顎関節部　10

き
キシロカインのゼリー　2
気腫　50
義歯性口内炎　16, 17
急性化膿性根尖性歯周炎　47
頬小帯切除術　21
矯正治療　12, 13
矯正力　12
筋性疼痛　11

筋性のⅠ型顎関節症　10
筋痛部　10, 11

く
クラック　52, 55
クランプ装着時の疼痛　5
クランプ着脱時の疼痛　5

け
血流の改善　11

こ
口内炎　14
骨隆起除去　26, 27
根管長測定器　52
根管内穿孔　55

し
歯冠長延長術　26
歯根尖切除術　34, 36
歯根端切除　50
歯周組織再生療法　30
歯周ポケット掻爬術　22
歯髄の閾値の上昇効果　6, 8
歯槽骨整形　26, 27
歯槽骨切除　26, 27
歯肉圧排　38, 39
歯肉頬移行部　6
歯肉切除術　20
歯肉剥離掻爬術　22
歯肉メラニン色素沈着除去　32, 33
刺入点　2
失活抜髄　42, 45
失活抜髄処置　45
小帯切除術　20
神経ペプチド　13
神経放電　45
新義歯作製装着後　16
滲出液　52

す
スウィーピングモーション
　2, 4, 6, 8, 10, 12, 16, 22, 28, 30
スプレー　2
スーパーボンド　55

せ
ゼリーやスプレー　3
接着修復　52, 55
舌小帯切除術　21
先制鎮痛・先取り鎮痛　3
穿孔　52, 55
穿孔の処置　55
穿孔部　55
穿孔部の封鎖　52

そ
組織再生誘導（GTR）法　30
組織透過型レーザー　15, 45
組織表面吸収型レーザー　15
組織付着療法　22
象牙質知覚過敏　6
象牙質知覚過敏症のメカニズム　8

ち
知覚過敏　6, 8
知覚過敏抑制効果　6

て
低粘性レジン　52

と
疼痛閾値の上昇　2, 4, 6
疼痛物質　13
疼痛抑制状態　10
疼痛抑制麻酔効果　4
動水力学説　8

な

難治性根管治療　55

に

肉芽　52, 55
肉芽の除去　52

ね

熱蓄積　10

は

バイオフィルム　50
バイオフィルム感染　49, 50
破折　52, 55
排膿　52
発痛物質　11, 13

ひ

表面麻酔　3, 38
表面麻酔効果　2, 3
表面麻酔剤　2
漂白剤　40, 41

ふ

フィステル　50
フッ化ジアンミン銀　48, 49
不良肉芽　22
不良肉芽の除去　30
付着歯肉　28, 29

ほ

ホワイトニング　40
墨汁　2

ま

マイクロスコープ　52, 55
麻酔効果　42

麻酔針の刺入　2

ゆ

遊離歯肉移植術　28

よ

予備照射　2, 4, 6, 12, 14

ら

ラバーダム着脱　4, 5
ラバーダム着脱時の疼痛抑制　4
ラバーダム防湿　5

ろ

露髄　42, 45

E

EDTA 製剤　48
EMD　31

F

F-op　22, 24, 31
FGG　28

M

MTA　55

P

P-cur　22, 23, 24

Q

QOL　14

W

Waking Bleach 法　40

【編著者略歴】

山口博康
やまぐち ひろやす
- 1986年　鶴見大学歯学部歯学科卒業
- 1991年　鶴見大学大学院歯学研究科修了
- 同　年　鶴見大学歯学部第二歯科保存学教室助手
- 2000年〜2001年　University of Alabama at Birmingham（Research Faculty）
- 2006年　鶴見大学歯学部附属病院総合歯科2助教
- 2007年　鶴見大学歯学部附属病院総合歯科2講師

小林一行
こばやし かずゆき
- 1990年　鶴見大学歯学部歯学科卒業
- 1994年　鶴見大学大学院歯学研究科修了
- 1996年　鶴見大学歯学部第二歯科保存学教室助手
- 2006年〜2007年　米国ミシガン大学歯学部生体材料科学講座留学
- 2007年　鶴見大学歯学部第二歯科保存学教室助教
- 2011年　鶴見大学歯学部歯周病学講座助教
- 2013年　鶴見大学歯学部歯周病学講座講師
- 同　年　鶴見大学短期大学部歯科衛生科准教授

よみがえるレーザー歯科
—診療室の片隅でホコリをかぶっていませんか？ ISBN978-4-263-44433-7

2015年3月25日　第1版第1刷発行

編著者　山　口　博　康
　　　　小　林　一　行
発行者　大　畑　秀　穂
発行所　医歯薬出版株式会社

〒113-8612　東京都文京区本駒込1-7-10
TEL. (03)5395-7638(編集)・7630(販売)
FAX. (03)5395-7639(編集)・7633(販売)
http://www.ishiyaku.co.jp/
郵便振替番号　00190-5-13816

乱丁，落丁の際はお取り替えいたします　　印刷・永和印刷／製本・皆川製本所

© Ishiyaku Publishers, Inc., 2015. Printed in Japan

本書の複製権・翻訳権・翻案権・上映権・譲渡権・貸与権・公衆送信権(送信可能化権を含む)・口述権は，医歯薬出版(株)が保有します．

本書を無断で複製する行為(コピー，スキャン，デジタルデータ化など)は，「私的使用のための複製」などの著作権法上の限られた例外を除き禁じられています．また私的使用に該当する場合であっても，請負業者等の第三者に依頼し上記の行為を行うことは違法となります．

JCOPY ＜(社)出版者著作権管理機構 委託出版物＞

本書を複写される場合は，そのつど事前に(社)出版者著作権管理機構(電話 03-3513-6969，FAX 03-3513-6979，e-mail:info@jcopy.or.jp)の許諾を得てください．